Egbert J. Seidel, Norman Best (Hrsg.)

Ergebnisse der Konsensuskonferenz

Physikalische und Rehabilitative Medizin

Systematische Übersicht: Diagnostik und Therapie

Querschnittsfach 12 (Rehabilitation, Physikalische Medizin, Naturheilverfahren)

Erweiterte 8. Auflage 2025/2026

Überarbeitete und erweiterte 8. Auflage:
E. J. Seidel (Weimar), J. Beyer (Meppen), L. Beyer (Jena), N. Best (Jena), V. Liefring (Sommerfeld)

Überarbeitung 7. Auflage:
E. J. Seidel (Weimar), U. C. Smolenski (Jena), A. Reißhauer (Berlin), J. Beyer (Meppen), L. Beyer (Jena), N. Best (Jena)

Überarbeitung 6. Auflage:
E. J. Seidel (Weimar), U. C. Smolenski (Jena), A. Reißhauer (Berlin), M. Liebl (Berlin), C. Gutenbrunner (Hannover) J. Beyer (Meppen), N. Best (Jena)

Überarbeitung 4. und 5. Auflage:
E. J. Seidel (Weimar), U. C. Smolenski (Jena), A. Reißhauer (Berlin)

Überarbeitung 2. und 3. Auflage:
E. J. Seidel (Weimar), U. C. Smolenski (Jena)

Redaktionelle Leitung 1. Auflage:
K. Müller (Halle), M. Berliner (Gießen/Bad Nauheim), R. Callies (Jena), E. Conradi (Berlin), M. Gadomski (München), A. Gehrke (Hannover), Ch. Gutenbrunner (Hannover), P. Kröling (München), F. Oelze (Hamburg), D. Riede (Halle), A. Reißhauer (Berlin), E. J. Seidel (Weimar), U. C. Smolenski (Jena), G. Werner (München)

KIENER München

Mitherausgeber:
Deutsche Gesellschaft für Physikalische und Rehabilitative Medizin
Berufsverband der Ärzte für Physikalische und Rehabilitative Medizin e. V

Hinweis für den Benutzer
Die Erkenntnisse in der Medizin unterliegen einem ständigen Wandel durch Forschung und klinische Erfahrung. Die Verfasser dieses Werkes haben große Sorgfalt darauf verwendet, dass die in diesem Werk gemachten Angaben dem Wissensstand ihrer Zeit entsprechen. Das entbindet den Nutzer dieses Werkes aber nicht von der Pflicht, anhand weiterer schriftlicher Informationsquellen zu überprüfen, ob die dort gemachten Angaben von den Angaben in diesem Buch abweichen.

Bibliografische Information der Deutschen Nationalbibliothek
Die Deutsche Nationalbibliothek verzeichnet dieses Publikation in der Deutschen Nationalbibliografie; detailliere bibliografische Daten sind im Internet unter www.d-nb.de abrufbar.

8. Auflage 2025 (1. Auflage 1998, GFBB-Verlag; 2., 3., 4., 5., 6. und 7. Auflage KIENER-Verlag)
Kiener-Verlag, Clemensstraße 20, D-80803 München; E-Mail: info@kiener-verlag.de

Abbildungen: Henriette Rintelen, Velbert und Kadja Gericke, Herrenberg
Texttypografie: Kadja Gericke
Druck und Bindung: WPP Offsetdruck GmbH, Zorneding
Umschlaggestaltung: SpieszDesign, Neu-Ulm

ISBN 978-3-948442-60-6

www.kiener-verlag.de

8. Auflage

Üblicherweise beginnen solche Schriftreihen immer mit einem Vorwort, das sich auf das Vorwort der Auflage zuvor und das Vorwort zur 1. Auflage bezieht. Mit dieser Tradition brechen wir in dieser Ausgabe.

Das Konsensus-Statement „Physikalische und Rehabilitative Medizin" bezieht sich auf das (mögliche) Wirkungsspektrum der Fachärztinnen und Fachärzte für PHYSIKALISCHE UND REHABILITATIVE MEDIZIN. Diese Fachärzte sind keine konservativ tätigen Orthopäden und auch nicht ausschließlich Rehabilitationsmediziner. Darzustellen, was dieses Fachgebiet ausmacht, ist Aufgabe dieser 8. Auflage der Konsensuskonferenz 2025/2026.

Mitglieder der Deutschen Gesellschaft für Physikalische und Rehabilitative Medizin (DGPRM) und des Berufsverbandes für Physikalische und Rehabilitative Medizin stellen dar, was die grundlegende Ausbildung der Fachärztinnen und Fachärzte für PHYSIKALISCHE UND REHABILITATIVE MEDIZIN ausmacht. Unser Fachgebiet ist so breit gefächert, dass es über den Fokus des Stütz- und Bewegungssystems deutlich hinausgeht. Für welches Organsystem oder welche Indikationen und Erkrankungen diese Kolleginnen und Kollegen Spezialisten werden, ist individuell sehr unterschiedlich. Von der Schmerz- und Funktionsmedizin über die Rehabilitation aller Erkrankungsmuster bis hin zur interdisziplinären Frührehabilitation, Sport- und Musikmedizin ist jede Spezialisierung möglich. Niemand wird alle Facetten des hier dargestellten Umfangs der Physikalischen und Rehabilitativen Medizin in der Tiefe in personam abbilden können. Selbstverständlich nicht. Dies wird auch nicht vom Internisten, vom Chirurgen oder auch vom Neurologen erwartet. Jedes Fachgebiet bringt Spezialisierungen und Spezialisten hervor. So ist es auch in der Physikalischen und Rehabilitativen Medizin. Die Grundausbildung allerdings ist in unserem Fach so breitgefächert, wie sonst nur in der Allgemeinmedizin. Wie in der Allgemeinmedizin leisten wir einen wesentlichen Ausbildungsteil in „fachfremden Gebieten" ab. Das versetzt uns in die Lage, differenzialdiagnostisch und ganzheitlich ein weites Spektrum, oft weiter als das unserer verehrten Kolleginnen und Kollegen aus anderen Fachbereichen, abzudecken. Das Fachgebiet PRM betreut Menschen aller Altersgruppen und hat damit einen guten Überblick zur Funktionalität in der Lebensspannenperspektive. Dies macht uns nicht zu besseren Ärzten, sondern zu anders qualifizierten Ärzten. Gerade im Akutkrankenhaus wird das breite differenzialdiagnostische Wissen oft wertgeschätzt. Dieses umfangreiche Spektrum kann auch nicht durch akademisierte Therapieberufe oder fachspezifische Kollegen übernommen werden. Es ist selbstverständlich, dass dieses Wissen, sofern es mit spezialisierten Weiterbildungsinhalten aufgewertet worden ist, jenseits der Orthopädie und Unfallchirurgie auch Fachärzte für die Leitungsebene hervorbringt. Fachärzte für PHYSIKALISCHE UND REHABILITATIVE MEDIZIN können leitende Mannschaftsärzte in Breiten- und Leistungssport sein, können Brandverletztenzentren leiten und sind in der Lage, medizinische Rehabilitationseinrichtungen fachkundig zu führen, in denen es um urologische, kardiologische, orthopädisch/rheumatologische, geriatrische oder neurologische Patienten geht. Darüber hinaus sind Abteilungen in Akutkrankenhäusern mit fachübergreifender Frührehabilitation oft von „PHYSIKALISCHE UND REHABILITATIVE MEDIZIN-ern" verantwortet.

Nach Durcharbeiten dieses Buches wird dem geneigten Leser klar, wie vielfältig die Fachdisziplin der Physikalischen und Rehabilitativen Medizin ist. Wir hoffen, dass zunehmend die Einsicht Einzug hält, dass interdisziplinäre und interprofessionelle Zusammenarbeit durch für diese Situation ausgebildete Fachärztinnen und Fachärzte optimal verantwortet sein kann.

Prof. Dr. med. Egbert J. Seidel, MSc
CA a.D.
Sophien- und Hufeland-Klinikum Weimar
Zentrum für Physikalische und Rehabilitative Medizin
Henry-van-de-Velde-Straße 2
99425 Weimar

Prof. Dr. med. Norman Best
CA
Sophien- und Hufeland-Klinikum Weimar
Zentrum für Physikalische und Rehabilitative Medizin
Henry-van-de-Velde-Straße 2
99425 Weimar

Inhalt

Aufgabenstellung sowie diagnostische und therapeutische Möglichkeiten der Physikalischen und Rehabilitativen Medizin

Die Physikalische und Rehabilitative Medizin umfasst als wissenschaftliches medizinisches Fachgebiet die gebietsbezogene Diagnostik und die Behandlung von körperlichen Beeinträchtigungen, Struktur- und Funktionsstörungen mit den Methoden der Physikalischen Therapie und der Rehabilitativen Intervention in Prävention, Kuration und Rehabilitation, einschließlich der Frührehabilitation, Postakutrehabilitation und Langzeitrehabilitation. Sie beinhaltet auch die Manuelle Medizin, die fachspezifische Schmerztherapie, die Sozialmedizin, die Balneo- und Klimatotherapie und wissenschaftlich begründeten Naturheilverfahren (→Abb. 1).
Dabei sind die Teilbereiche des Fachgebietes in ihrer praktischen Anwendung natürlicherweise schwer zu trennen. Dennoch soll im Nachfolgenden eine getrennte Darstellung von Teilgebieten versucht werden, um dem definitionsgebenden Charakter der Konsensuskonferenz gerecht werden zu können.

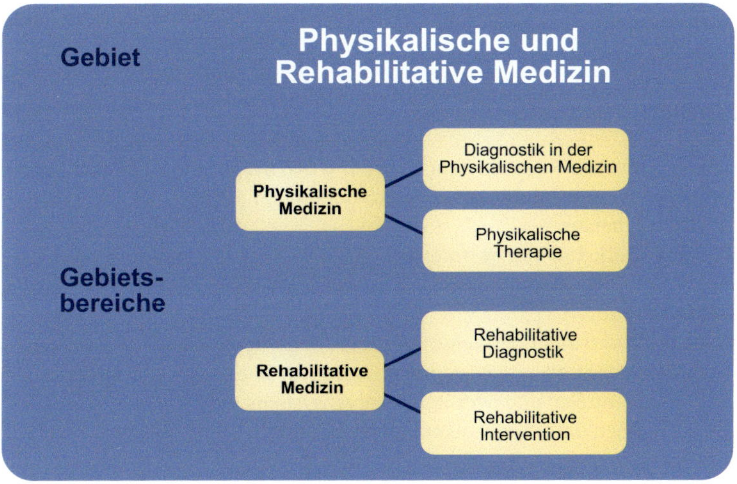

Abb. 1 Gebiet Physikalische und Rehabilitative Medizin

Die Facharztqualifikation für Physikalische und Rehabilitative Medizin umfasst die Frührehabilitation, die Postakut- und Langzeitrehabilitation, die Prävention von Beeinträchtigungen der Funktionsfähigkeit und die interdisziplinäre Diagnostik und Behandlung von Struktur- und Funktionsstörungen mit konservativen, physikalischen, manuellen und naturheilkundlichen Therapiemaßnahmen sowie den Verfahren der rehabilitativen Intervention (Muster-Weiterbildungsordnung der Bundesärztekammer).

A Physikalische Medizin

Die Physikalische Medizin umfasst das Erkennen von Funktions- und Strukturstörungen und ihre Behandlung mit den Methoden der Physikalischen Therapie unter präventiver, kurativer und rehabilitativer Zielsetzung. Ihre Therapieprinzipien sind Schonung, Aktivierung oder Dämpfung, funktionelle Adaptation sowie sensomotorisches Lernen (Üben, Training) und Verhaltensanpassung. Spezifische Kontraindikationen sind zu beachten.

1 Diagnostik in der Physikalischen Medizin

Die Diagnostik in der Physikalischen Medizin dient der Erkennung und Bewertung von Funktions- und Strukturstörungen von Organen bzw. Organsystemen und des Gesamtorganismus mit dem Ziel eines rationalen und rationellen Einsatzes der Physikalischen Therapie (ICD[1]). Ihre spezifischen Prinzipien sind Leistungs- und Funktionsanalyse, Topodiagnostik, Reaktionsprognostik sowie methoden- und indikationsbezogene Therapiekontrolle.

1.1 Methoden

1. Allgemeine und spezielle Anamnese zur Erkennung und Bewertung von lokalen und den Gesamtorganismus betreffenden Funktionsstörungen/-kapazitäten, der vegetativen Reagibilität und des Schmerzes
2. Allgemeine und spezielle klinische Untersuchung als komplexe Funktionsanalyse der betroffenen Organe und Organsysteme sowie des Gesamtorganismus inklusive funktionsbezogener Messverfahren
3. Bildgebende Verfahren unter besonderer Berücksichtigung funktioneller Gesichtspunkte u.a. bei Erkrankungen des Stütz- und Bewegungssystems, des Herz-Kreislauf-Systems, der Atmungsorgane sowie des zentralen und peripheren Nervensystems
4. Laboruntersuchungen unter besonderer Berücksichtigung der individuellen Belastbarkeit und zur Verlaufskontrolle
5. Orientierende neuropsychologische Befunderhebung

---

[1] International Statistical Classification of Diseases and Related Health Problems

1.2 Verfahren

Allgemeine Anamnese und Untersuchung (gültig für alle Fachgebiete)

1. Spezielle Anamnese einschl. notwendiger Assessment-Verfahren
   - Fachgebietsbezogene Schmerzanamnese
   - Fachgebietsbezogene Funktionsanamnese
   - Anamnese bezüglich Belastung und Entlastung
   - Anamnese bezüglich vegetativer Funktionen
   - Therapiemittelanamnese
   - Sozialmedizinische Anamnese einschl. der berufsbezogenen Anamnese und Kontextfaktoren
2. Spezielle klinische Untersuchung
   - Gewebsbezogene Strukturanalyse (Topodiagnostik → Abb. 2)
   - Fachgebietsbezogene Funktions- und Leistungsanalyse
   - Komplexe Funktionsuntersuchung der betroffenen Organe und Organsysteme sowie des Gesamtorganismus
   - Manualmedizinische Untersuchung
   - Spezielle klinische Schmerzdiagnostik
   - Diagnostische Interventionen

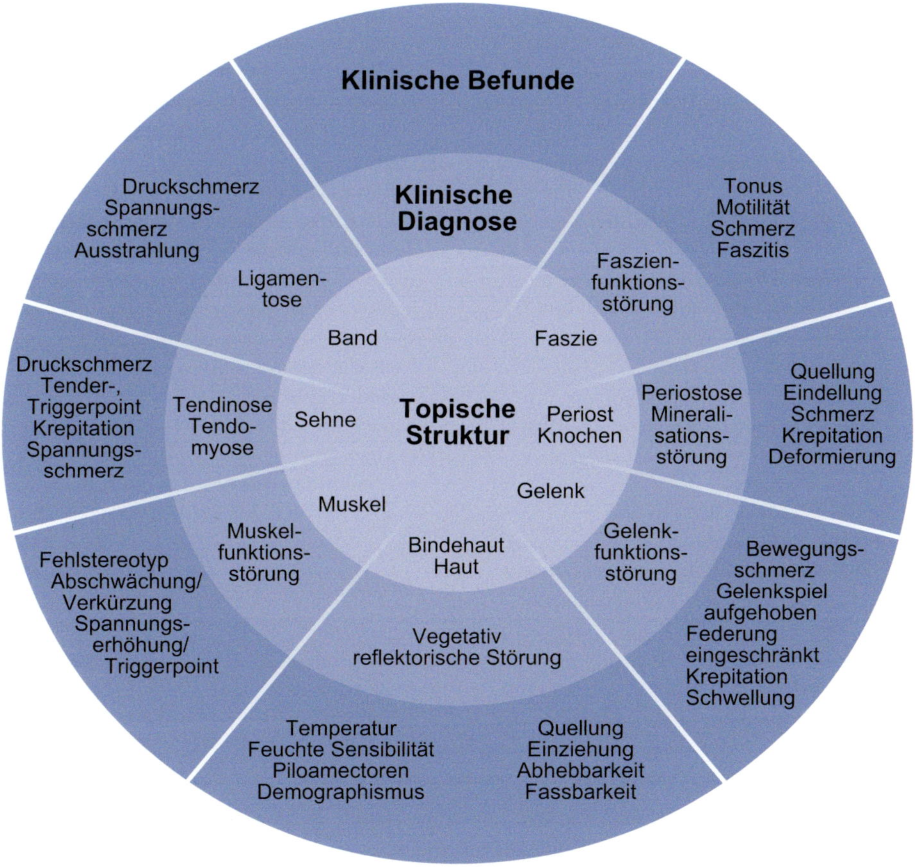

Abb. 2 Topodiagnostik in der Physikalischen und Rehabilitativen Medizin

3. Funktionsbezogene Messverfahren
   - Beweglichkeitsmessungen
     - Winkelmaße/Distanzmaße
     - Apparative Beweglichkeits- und Koordinationsmessung
   - Umfangsmessungen
   - Muskelfunktionsanalyse
     - Isokinetik (konditionelle Eigenschaften)
     - Myotonometrie
     - Kraftmesssysteme
   - Stand- und Ganganalyse
     - Kraftmessplatten, Druckmesssysteme
     - Goniometrische Systeme
     - Optoelektrische Systeme
     - Topometrische Systeme
   - Elektrodiagnostik
     - Elektromyografie (EMG)
     - Nervenleitgeschwindigkeit (NLG)
     - IT-Kurvendiagnostik (Erstellung der Reizparameter für einzelne Muskeln)
     - Funktionelle Elektromyografie
     - Kinesiologische Elektromyo(poly)grafie
     - EMG-Polygrafie einschl. EMG-Mapping
     - EMG-Posturografie
     - Myofeedback
     - Biofeedback/Hautleitwiderstand
     - Bewegungsanalyse
     - Ultraschalltopometrische Systeme
   - Kraft- und Drehmomentmessungen
     - Statische Systeme
     - Dynamische Systeme
     - Isokinetische Systeme
   - Kardiologische Funktionsuntersuchung
     - EKG
     - Ergometrie
     - BORG-Skala, Oxymetrie, Laktatbestimmung
   - Pulmologische Funktionsuntersuchung einschl. Sauerstoffaufnahmekapazität
     - Spirometrie
     - Spiroergometrie
     - Bodyplethysmografie
     - Metabolische Funktionsuntersuchung
   - Durchblutungsmessung/Bewegungsflussmessung
     - Ultraschall-Doppler-Untersuchung
     - Laser-Doppler-Flowmetrie
     - Plethysmografie
   - Algometrie
     - Klinische Algometrie (visuelle Analog-Skala, Assessment)
     - Apparative Algometrie (mechanisch, elektrisch, thermisch)
     - Beurteilung Gewebezustand
     - Sonografie
     - Thermometrie
     - Hautdickemessung
     - Volumenmessung
     - Viskosität, Plastizität, Elastizität
     - Knochendichtemessung
4. Bildgebende Verfahren
   - Sonografie
   - Röntgenuntersuchung
   - Computertomografie (CT)
   - Magnetresonanztomografie (MRT)
   - Nuklearmedizinische Methoden
5. Laboruntersuchungen
   - Basisdiagnostik
   - Verlaufskontrolle krankheitsspezifischer Laborparameter
   - Belastungsrelevante Stoffwechselparameter
6. Orientierende neuropsychologische Befunderhebung
   - Gedächtnistests
   - Orientierungstests
   - Vigilanztests
   - Aufmerksamkeitstests

2 Therapieverfahren der physikalischen Medizin

Physikalische Therapie ist die befundgerechte und planmäßige serielle Anwendung kinetischer/mechanischer sowie thermischer, elektrischer, aktinischer und physiochemischer Wirkqualitäten in Prävention, Kuration und Rehabilitation (→ Abb. 3).

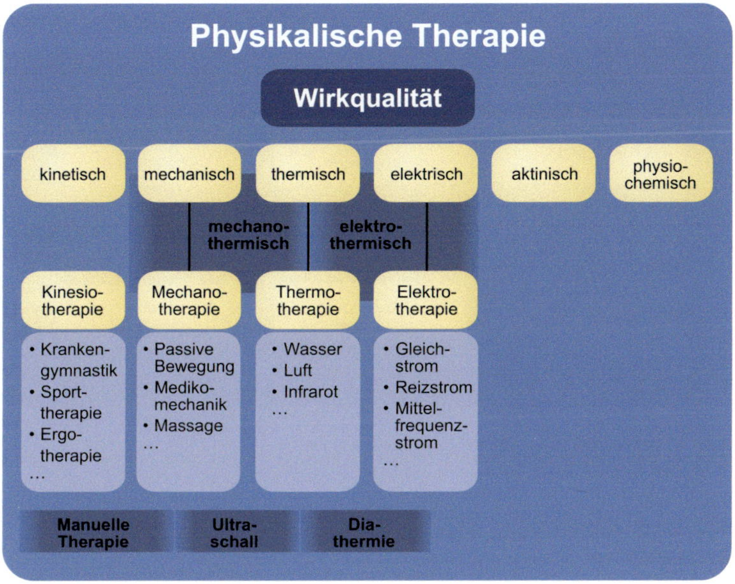

Abb. 3 Wirkqualitäten der Physikalischen Therapie

2.1 Therapieplanung

Definition

Die Therapieplanung erfolgt durch den Arzt in Abstimmung mit dem Patienten. Sie ist die Erstellung eines Gesamtkonzeptes zielgerichteter An-/Verordnungen von aufeinander abgestimmten und an den körperlichen Beeinträchtigungen, Struktur- und Funktionsstörungen orientierten physikalischen Therapiemaßnahmen als ärztliche Verordnung. Die Therapieplanung erfolgt individuell, wird dokumentiert und laufend mit den Erbringern (z. B. Visite, Team-Konferenz → Abb. 4) aktualisiert.

Methoden

1. Behandlungsplan
2. Heilmittelverordnung
3. Heilmittelanordnung

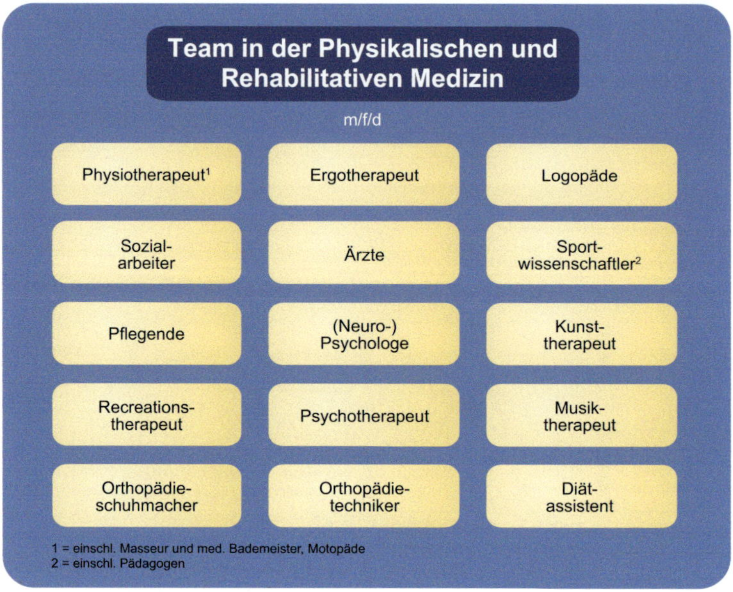

Abb. 4 Das Team in der Physikalischen und Rehabilitativen Medizin

2.2 Teilgebiete der Physikalischen Therapie – Methoden und Therapiemittel (→ Abb. 5 und 6)

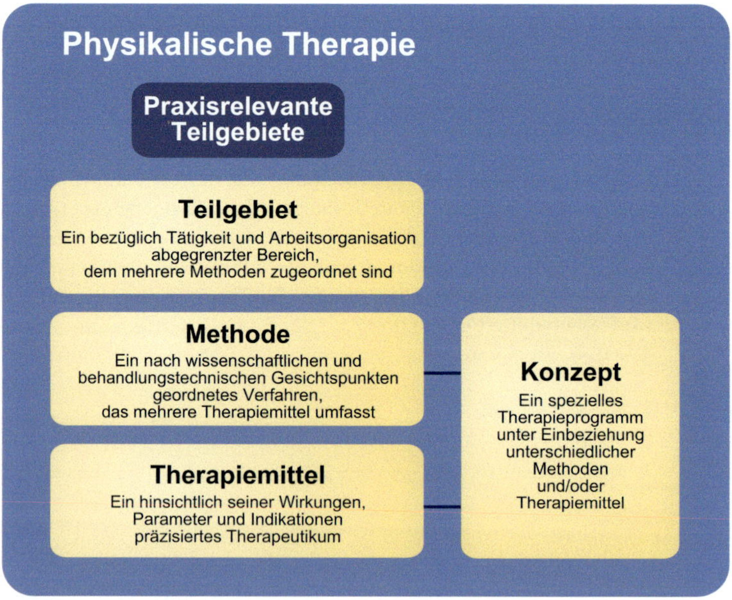

Abb. 5 Übersicht über die Zuordnung der Teilgebiete, Methoden, Therapiemittel und Konzepte

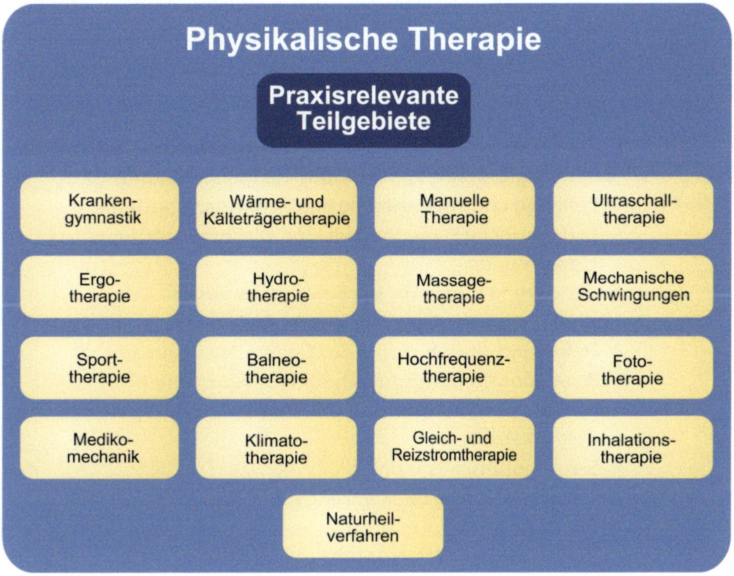

Abb. 6 Teilgebiete der Physikalischen Therapie

2.2.1 Krankengymnastik

Definition

Die Krankengymnastik umfasst Formen der Kinesi- bzw. Bewegungstherapie sowie komplexe Konzepte unter kontinuierlicher Befundkontrolle zur Behandlung von körperlichen Beeinträchtigungen, Struktur- und Funktionsstörungen des Bewegungs-, Nerven-, Kardiopulmonal-, Intestinal- und Urogenitalsystems sowie der Haut und der Psyche.

Methoden

1. Passive Maßnahmen
2. Aktive Bewegungstherapie (aktiv, assistiv, resistiv)
3. Krankengymnastik auf neurophysiologischer Grundlage
4. Bewegungstherapie mit krankengymnastischen Hilfsmitteln
5. Krankengymnastik mit funktionellen Verbänden (Tape)
6. Atmungstherapie
7. Entspannungstherapie

Therapiemittel

1. Passive Maßnahmen
   - Lagerung
   - Mobilisation
   - Extension und Traktion
   - Dehnung
   - Kompression
2. Aktive Bewegungstherapie
   - Spannungsübung
   - Geführte und/oder gestützte Bewegung/assistiv

Therapiemittel	• Aktive, achsengerechte und/oder komplexe Bewegungsübung • Rhythmisch dynamische Bewegungsübung • Bewegung gegen Widerstand/resistiv • Bewegungsübungen im Wasser • Gerätegestützte Therapie (→ 2.2.4) • Komplexe Bewegungs- und Haltungsmuster (u.a. Gang, Greifen, Stehen) 3. Bewegungstherapie auf neurophysiologischer Grundlage • Bahnung und Reaktivierung von Bewegungsmustern • Reflektorische Steuerung der Motorik über Proprizeption und Exterozeption • Aktivierung frühkindlicher Bewegungsmuster • Hemmung unter Nutzung spinaler Reflexe • Hemmung unter Nutzung des Eigenreflexapparates • Bewegungsförderung durch sukzessive Induktion • Beeinflussung sensorischer und mechanischer Eigenschaften der Gelenkkapsel • Sensomotorisches Training 4. Bewegungstherapie mit krankengymnastischen Hilfsmitteln • U.a. Bälle, Bänder, Kreisel, Weichbodenmatte, Wackelbrett, Schwingplatte, Sprossenwand, Kletterwand, Schlingentisch 5. Krankengymnastik mit funktionellen Verbänden (Tape) • Stabilisierung, Bewegungslimitierung • Sensomotorisch unterstützend/fazilitierend • Entstauend 6. Atmungstherapie • Lagerungen • Packe- oder Reizgriffe • Vibration, Klopfung, Thoraxkompression, vertikale Erschütterungen • Ein- und Ausatemtechniken • Atmungserleichternde Körperstellungen, Kontaktatmung/sensorische Atmungssteuerung • Hustentechniken • Oberkörpergymnastik • Hilfsmitteleinsatz (z.B. Widerstandsgeber) 7. Entspannungstherapie • Postisometrische Entspannung • Entspannung über Atemtechniken • Bewusste willkürliche Entspannung • Entspannung über taktile Reize • Hilfsmitteleinsatz
Konzepte (Beispiele)	• Propriozeptive neuromuskuläre Fazilitation (PNF) • Entwicklungsneurologische Behandlung nach Bobath • Entwicklungskinesiologische Behandlung nach Vojta • Maitland-Konzept • McKenzie-Konzept • Stemmübungen nach Brunkow • Sensorische Integrationskonzepte • Behandlungskonzept nach Cyriax • Brügger-Konzept

Konzepte (Beispiele)

- Funktionelle Bewegungslehre Klein-Vogelbach
- Feldenkrais-Konzept
- Lösungstherapie Schaarschuch-Haase
- Skoliosetherapiekonzepte (z.B. Schroth, Klapp)
- Hippotherapie
- Sensomotorische Fazilitation nach Janda
- Konzept nach Alexander
- Progressive Muskelrelaxation
- Konzentrative Entspannung, Autogenes Training
- Konzepte zur Inkontinenzbehandlung
- Faszientherapie

2.2.2 Ergotherapie

Definition

Die Ergotherapie ist eine funktionsorientierte Bewegungstherapie unter Einschluss einer speziellen Hilfsmittelversorgung mit dem Ziel einer Optimierung oder Kompensation gestörter sensomotorischer, neuropsychologischer und psychosozialer Funktionen. Dabei steht die Erlangung und Erhaltung der größtmöglichen Selbstständigkeit im täglichen Leben im Vordergrund. Eine weitere Aufgabe ist die Vorbereitung und Unterstützung einer beruflichen Wiedereingliederung.

Methoden

1. Funktionstraining
2. Selbsthilfetraining
3. Versorgung mit Hilfsmitteln
4. Neuropsychologisches Training (kognitives oder Hirnleistungstraining)
5. Ablenkende Übungsbehandlung (künstlerisch-kreative Beschäftigungstherapie)
6. Gelenkschutz
7. Beratung zu und Anpassung der Wohnumfeld verbessernden Maßnahmen
8. Arbeitstherapie
9. Tiergestütze Therapie

Therapiemittel

1. Funktionstraining und sensomotorische-perzeptive Behandlung
   - Handwerkliche Techniken (Holz, Metall, Papier, Textil, Ton, Lehm u.v.m.)
   - Einsatz von Geräten (funktionelle Webgeräte, Computer)
   - Gestalterische Techniken (Malen, Töpfern)
   - Funktionelle Spiele
2. Selbsthilfetraining (ATL-Training)
   - Körperhygiene
   - Fortbewegung und Transfer
   - An- und Ausziehen
   - Essen und Trinken
   - Haushalt
3. Versorgung mit Hilfsmitteln
   - Auswahl handelsüblicher Hilfsmittel und ggf. individuelle Anpassung
   - Erprobung und Training im Umgang mit Hilfsmitteln
   - Herstellung und Adaptation individueller Hilfsmittel
   - Technisch unterstützte Kommunikation (Computer, Telefon u.a.)
4. Neuropsychologisches Training

Therapiemittel

- Hirnleistungstraining im Sinne der Förderung von Aufmerksamkeit, Wahrnehmung, Gedächtnis, Orientierung (Training der mentalen und kognitiven Funktionen)
- Visuelles Explorationstraining

5. Behandlungstechniken zur Ablenkung (als Einzel- oder Gruppenbehandlung)
   - Spiele
   - Gestalterische Techniken
   - Interessenbildung
   - Soziale Kommunikationsförderung
6. Gelenkschutz
   - Gelenkschutzberatung
   - Selbständigkeitstraining
   - Orthesenversorgung
   - Anpassung alltäglicher Gebrauchsgegenstände
   - Umstellung von Bewegungsmustern
7. Beratung zu und Anpassung der Wohnumfeld verbessernden Maßnahmen und beruflichen Umgebung u.a.
   - Sturzprophylaxe
   - Behindertengerechter Aus- und Umbau
   - Erforderliche Belastungserprobung (Erfassung funktioneller berufsbezogener oder erwerbsbezogener Leistungsfähigkeit)
8. Arbeitstherapie
   - Produkt- und leistungsorientiertes Training von Grundarbeitsfähigkeiten
   - Arbeitstraining (handwerklich, bürotechnisch, industriell)
   - Belastungserprobung
9. Tiergestützte Therapie
   - Perfetti
   - Bobath
   - Frosting

Konzepte (Beispiele)

- Affolter
- Perfetti
- Johnstone-Splint
- Maitland
- Basale Stimulation
- Spiegeltherapie
- Fazioorale Therapie
- Kleinert
- Montessori
- Castillo-Morales
- Sensomotorische Integrationstherapie

2.2.3 Sporttherapie

Definition

Sporttherapie ist die Anwendung bewegungstherapeutischer Maßnahmen mit Mitteln des Sports auf der Basis der wissenschaftlichen Bewegungs- und Trainingslehre. Ziele sind die Normalisierung oder Kompensation gestörter körperlicher, psychischer und sozialer Funktionen, die Vorbeugung sekundärer Schädigungen sowie die Förderung gesundheitsorientierter Verhaltensweisen (s.a. Abb. 10).

Methoden

1. Ausdauertraining
2. Krafttraining
3. Schnelligkeitstraining
4. Beweglichkeitstraining
5. Koordinationstraining

Therapiemittel

1. Ausdauertraining
   - Dauerleistungstraining
   - Intervalltraining
   - Wiederholungstraining („Wiederholungsmethode"), repetitives Training
2. Krafttraining
   - Maximalkrafttraining
   - Begrenztes Schnellkrafttraining
   - Kraftausdauertraining
   - Reaktivkraft
   - Explosivkraft
3. Schnelligkeitstraining
   - Reaktionsschnelligkeitstraining
   - Aktionsschnelligkeitstraining (Bewegungsschnelligkeit)
4. Beweglichkeitstraining
   - Flexibilitätstraining
   - Dehnbarkeitstraining (Dehnfähigkeit)
5. Training der koordinativen Fähigkeiten
   - Reaktionsfähigkeit
   - Gleichgewichtsfähigkeit
   - Umstellungsfähigkeit
   - Orientierungsfähigkeit
   - Differenzierungsfähigkeit
   - Kopplungsfähigkeit
   - Rhythmisierungsfähigkeit

Konzepte

- Medizinische Trainingstherapie
- Psychosoziales Verhaltenstraining
- Indikationsspezifisches Gruppentraining
- Funktionstraining (Multi-Joint-Training)
- Mentales Training
- Sensomotorisches Training

2.2.4 Medikomechanik

Definition

Die Medikomechanik umfasst die funktionelle Behandlung mit mechanischen Systemen (s.a. Abb. 10).

Methoden

1. Continuous passive motion (Einsatz passiver Bewegungsschienen)
2. Schlingentischbehandlung
3. Gerätegestützte Bewegungstherapie
4. Medizinisches Gerätetraining
5. Apparative Extensionsbehandlung
6. Einsatz von Orthese und Redressionssystemen
7. Gangschulung mit Geräten

Methoden

8. Rollstuhltraining
9. Kompressionsbehandlung
10. Aufricht-, Steh- und Gehhilfen

Therapiemittel

1. Continuous passive motion
   - Motorschienen
   - unterstützte Ergometersysteme
2. Schlingentischbehandlung
   - U.a. Spannungsübung, geführte und/oder gestützte Bewegung/assistiv (→ 2.2.1 Krankengymnastik)
3. Medizinisches Gerätetraining
   - Sequenztrainingsgeräte
   - Isokinetische Trainingsgeräte
   - Isometrische Trainingsgeräte
   - Ergometer (u.a. Laufband, Steptrainer)
   - Seilzugsysteme
   - Sensomotorische Trainingsgeräte (Schwingstäbe, Schwingplatten)
4. Eigengewichtsentlastende Verfahren (u.a. Schlingentisch [aktiv, passiv])
5. Apparative Extensionsbehandlung
6. Ruhigstellung, Redression, Aktivierung mit (u.a. dynamischen) Orthesen
7. Bewegungsschulung mit Geräten und Hilfsmitteln (u.a. Unterarmgehstützen, Gehstock, Gehbock, Rollator, Gehwagen, Gehbarren, gewichtsentlastendes System, computergestützte Systeme, Exoskelette, Robotik)
8. Rollstuhltraining (Transfertraining, Barrieretraining)
9. Kompressionsbehandlung (Kompressionshilfsmittel, Kompressionsverbände)
10. Aufricht-, Steh- und Gehhilfen

2.2.5 Manuelle Therapie/Osteopathische Verfahren

Definition

Die manuelle Therapie/Osteopathischen Verfahren realisieren unter Nutzung der theoretischen Grundlagen, Kenntnisse und Verfahren weiterer medizinischer Gebiete die Befundaufnahme am Bewegungssystem, dem Kopf, viszeralen und bindegewebigen Strukturen zur Differenzialdiagnose sowie die Behandlung ihrer Funktionsstörungen mit der Hand unter präventiver, kurativer und rehabilitativer Zielsetzung. Diagnostik und Therapie beruhen auf biomechanischen und neurophysiologischen Prinzipien.
Die manuelle Therapie/Osteopathischen Verfahren umfassen im Rahmen eines multimodalen Therapiekonzepts mit parietalen, viszeralen und neurofaszialen Techniken die interdisziplinäre Anwendung ihrer diagnostischen und therapeutischen Techniken zur Erkennung und Behandlung gestörter Funktionen des Bewegungssystems und der davon ausgehenden Beschwerden. Dabei finden auch Verkettungen von Funktionsstörungen innerhalb des Bewegungssystems, vertebroviszeral, viszerovertebral und viszerokutan sowie psychosomatische Einflüsse ihre angemessene Berücksichtigung.

Methoden

1. Weichteiltechniken
2. Mobilisierende Gelenkbehandlung
3. Neuromuskuläre Therapie
4. Manipulation

Therapiemittel	1. Weichteiltechniken • Lokale digitale Kompression • Längstraktion der Muskulatur • Querdehnung der Muskulatur • Strain- und Counterstrain Techniken 2. Mobilisierung • Wiederholte passive Gelenkspielbewegung, repetitive Technik • Wiederholte aktive Gelenkbewegung • Myofasziale Techniken • Recoil-Techniken • Mobilisierende Gelenkdrainage 3. Neuromuskuläre Therapie • Postisometrische Relaxation (PIR) • Muscle Energy Techniques (MET) • Neuromuskuläre Techniken • Myofasziale Release Techniken • Viszerale und neurofasziale Techniken • Techniken im kraniellen und orofazialen Bereich 4. Manipulation • Stossmanipulation – High-Velocity Low-Amplitude Manipulation • Repetitive Manipulation
Konzepte (Beispiele)	• Manuelle Medizin (Sachse, Lewit, Kaltenborn) • Manipulative Massage (nach Terrier) • Propriozeptive Neuromuskuläre Fazilitation • Kurzfußtechniken nach Janda • Nervenmobilisation • Kapselmuster • Osteopathische Verfahren (parietal, viszeral, neurofaszial)

2.2.6 Massagetherapie

Definition	Massagetherapie ist eine Behandlung mit mechanischen Reizen, bei der funktionell oder strukturell gestörte Gewebe direkt oder indirekt manuell beeinflusst werden.
Methoden	1. Klassische Massage 2. Spezialmassage (vorrangig reflektorisch wirksame Massagetherapie) 3. Apparative Massage 4. Manuelle Lymphdrainage
Therapiemittel	1. Klassische Massage • Streichungen • Knetungen • Friktionen • Klopfungen • Zirkelungen • Vibrationen 2. Spezialmassage (vorrangig reflektorisch wirksame Massagetherapie) • Bindegewebsmassage

Therapiemittel	• Segmentmassage • Periostmassage • Kolonmassage 3. Apparative Massage • Unterwasserdruckstrahlmassage • Bürstenmassage • Vibrationsmassage • Apparative Entstauung • Vakuumsaugmassage 4. Lymphdrainage • Manuelle Lymphdrainage
Konzepte (Beispiele)	• Komplexe physikalische Entstauungstherapie • Sportmassage • Flächenmassage, Sekretolyse • Gesundheitsmassage • Flossing • Tapeanlage

2.2.7 Gleich-, Niederfrequenz- und Mittelfrequenzstromtherapie

Definition	Medizinische Anwendung unterschiedlicher Stromformen (Gleichstrom, nieder- und mittelfrequenter Strom) zur direkten oder reflektorischen Schmerzbehandlung, neuromuskulären Aktivierung bzw. Hemmung, Schaffung sensorischer Bewegungsbilder und Beeinflussung vegetativer Reaktion.
Methoden	1. Gleichstromtherapie 2. Niederfrequenzstromtherapie 3. Mittelfrequenzstromtherapie
Therapiemittel	1. Gleichstromtherapie • Galvanisation • Hydrogalvanisches Teilbad (Zellenbad) • Hydrogalvanisches Vollbad (Stanger-Bad) • Iontophorese 2. Niederfrequenzstromtherapie • Diadynamische Ströme • Ultrareizstrom • Transkutane elektrische Nervenstimulation (TENS) • Hochvolttherapie • Mikroreizstrom • Exponenzialstrom • Schwellstrom • Myofeedback • Funktionelle Elektromyostimulation • Tiefenoszillation 3. Mittelfrequenzstromtherapie • Gepulste und geschwellte, mittelfrequente Impulse

2.2.8 Hochfrequenztherapie

Definition	Hochfrequenztherapie ist die Anwendung hochfrequenter elektrischer und/oder magnetischer Felder und Wellen zur Wärmeinduktion und Steigerung der Mikrozirkulation in tieferen Gewebsschichten.
Methoden	1. Kurzwelle 2. Dezimeterwelle 3. Mikrowelle 4. Magnetfeldtherapie
Therapiemittel	1. Kurzwelle • Kondensatorfeld • Spulenfeld 2. Dezimeterwelle • Strahlenfeld 3. Mikrowelle • Strahlenfeld 4. Magnetfeld • Statisch • Dynamisch/pulsierend
Konzepte	• Elektroakupunktur • Kälteassistierte Nervenstimulation (KENS)

2.2.9 Ultraschalltherapie

Definition	Ultraschalltherapie ist die Anwendung hochfrequenter mechanischer Schwingungen zur Wärmeerzeugung in tieferen Gewebsschichten (konzeptionell zugehörig zu 2.2.8). Sie kann mit analgetisch wirksamen Reizströmen oder mit Arzneimitteln kombiniert werden.
Methoden	1. Ultraschall 2. Ultraschall-Reizstrom 3. Phonophorese
Therapiemittel	1. Ultraschall • Gleichschall • Impulsschall • Niederfrequenter Ultraschall 2. Ultraschall-Reizstrom • Ultraschall-Reizstrom 3. Phonophorese • Phonophorese z.B. mit topischem NSAR, Anästhetika, hyperämisierenden Arzneimitteln

2.2.10 Mechanische Schwingungen

Definition	Die Therapie mit mechanischen Schwingungen wird angewendet zur neuromuskulären und zellulären Gewebestimulation.
Methoden	1. Niederfrequente Stimulation: u.a. Vibrationsplattformen 2. Hochfrequente Stimulation: u.a. Stoßwellentherapie
Therapiemittel	1. Vibrationsplattformen (vertikal, horizontal, alternierend) 2. Stoßwellentherapie (fokussiert, radial)

2.2.11 Fototherapie

Definition	Die Fototherapie umfasst die therapeutisch nutzbaren Bereiche des optischen Spektrums Infrarot (IR), sichtbares Licht (VIS), Ultraviolett (UV) und Laser als spezifische Applikationsform.
Methoden	1. Heliotherapie 2. Infrarot-Therapie 3. Licht-Therapie 4. Ultraviolett-Therapie 5. Lasertherapie
Therapiemittel	1. Heliotherapie • Liegekur • Terrainkur 2. Infrarot-Therapie • Hellstrahler (IR-A) • Dunkelstrahler (IR-B, IR-C) 3. Licht-Therapie • Speziallampen für saisonabhängige Depression • Blaulichttherapie (Icterus neonatorum, Therapie von Hautkrankheiten) • Chromotherapie 4. Ultraviolett-Therapie • UV-A-Strahler • UV-B-Strahler 5. Lasertherapie • Low-dose-Laser • High-level-Laser
Konzepte	• PUVA-Therapie • Sole-Phototherapie • Laserakupunktur

2.2.12 Inhalationstherapie

Definition	Die Inhalationstherapie ist der therapeutische Einsatz natürlicher und künstlicher Sprays, Nebel und Aerosole im Bereich der oberen und unteren Luftwege.

Methoden	1. Apparative Inhalationen 2. Freiluft-Inhalationen
Therapiemittel	1. Apparative Einzelinhalation • Düsenvernebler-Inhalation • Ultraschallvernebler-Inhalation • Dampf-Inhalation • Druckluft-Inhalation • Apparative Rauminhalation 2. Freiluft-Inhalation • Inhalation am Gradierwerk • Brandungsinhalation

2.2.13 Wärme- und Kältetherapie

Definition	Die Therapie mit Wärme- und Kälteträgern ist die Anwendung fester, flüssiger oder gasförmiger Medien zur Übertragung oder zum Entzug thermischer Energie durch Leitung oder Konvektion zur direkten Einflussnahme auf die Gewebstemperatur und zur Reflextherapie. (Wasser und Licht sind eigenständige thermische Übertragungsmedien: → Hydrotherapie [2.2.14] und Fototherapie [2.2.11]).
Methoden	1. Kältetherapie/Kryotherapie 2. Wärmetherapie
Therapiemittel	1. Kältetherapie (Kryotherapie) • Eis, Eiswasser, Eisbeutel • Kältegel-Packung • Peloid-Packung • Kataplasmen • Kaltluft/Kaltgas (Spray) • Kältekammer (Ganzkörper) • Peletierelemente • Durchflutungskissen/-manschetten 2. Wärmetherapie • Packungen/Auflagen (Peloid-, Paraffin-, Fango-, Wärmegel-Packungen) • Kataplasmen • Thermophore (Wärmflasche) • Heiße Rolle • Heißluft • Durchflutungskissen • Peltierelemente • Wärmestrahler
Konzepte	• Hot-stone • Spray-and-Stretch • Heublumensack • Kälte-Sauna

2.2.14 Hydrotherapie

Definition	Hydrotherapie ist eine äußerliche Wasserbehandlung mit dosierten, thermischen, mechanischen und chemischen Wirkungen mit primären Effekten auf Durchblutung und Stoffwechsel zur langfristigen Beeinflussung regulativer Funktionen sowie spezifischen Wirkungen der Badezusätze.
Methoden	1. Waschungen 2. Wickel, Packungen, Auflagen 3. Güsse 4. Bäder 5. Abreibungen 6. Dämpfe
Therapiemittel	1. Waschungen • Teilwaschungen • Ganzwaschungen • Zentrifugal-/Zentripetalwaschungen 2. Wickel, Auflagen, Packungen (wämeentziehend, wärmestauend, schweißtreibend) • Lokale Wickel, Auflagen • Kurzwickel, Rumpfwickel • Dreiviertelpackung • Ganzpackung 3. Güsse (kalt, wechselwarm, heiß) • Flachgüsse (lokale Güsse, Vollgüsse) • Blitzgüsse (lokale Blitzgüsse, Vollblitzgüsse, Segmentblitzgüsse, Blitzgussbad) 4. Bäder (Bäder mit ortsgebunden Heilmitteln →Balneotherapie [2.2.15]) • Bäder mit vorwiegend thermischer Wirkung • Bäder mit Zusätzen (u.a. CO_2-Bäder; Schwefel-, Radon-Bäder) • Bäder mit mechanischer Wirkung (Unterwasserstrahlmassage, Sprudelbad) • Tauchbäder (Armbäder) 5. Abreibungen • Teilabreibungen • Ganzabreibungen 6. Dämpfe • Dampfdusche • Teildampf (Kopfdampfbad)
Konzepte	• Sauna • Hydroelektrische Bäder (s.a. Gleich-, Niederfrequenz- und Mittelfrequenzstromtherapie [2.2.7]) • Kneipp-Kur • Aroma-Therapie

2.2.15 Balneotherapie

Definition

Die Balneotherapie als Teil der Balneologie ist die Anwendung der natürlichen, primär ortsgebundenen Heilmittel zur Prävention, Therapie und Rehabilitation. Die Anwendungen erfolgen in der Regel seriell und im Rahmen einer komplexen Therapie. Sie nutzt sowohl physikalische als auch chemische Wirkungen ihrer Therapiemittel, wobei die funktionelle Adaptation als Wirkprinzip im Vordergrund steht.

Methoden

1. Bäder
2. Trinkkuren
3. Inhalationen
4. Packungen
5. Spülungen

Therapiemittel

1. Bäder
   - Voll- und Teilbäder mit
     - Heilwässern
     - Peloiden
     - Heilgasen
2. Trinkkuren
   - Zeitlich begrenzte Trinkkuren
     - Heilwässer
     - Meerestiefenwasser
     - Trinkmoor
   - Heilwasser-Dauergebrauch
3. Inhalationen
   - Einzel-, Raum- und Freiluft-Inhalationen mit
     - Heilwässern
     - Heilgasen
4. Packungen
   - Peloide (subaquatisch, terrestisch)
5. Spülungen
   - Heilwässer

2.2.16 Klimatotherapie

Definition

Die Klimatotherapie als Teil der medizinischen Klimatologie ist die Anwendung von thermischen, hygrischen, mechanischen, chemischen und aktinischen Reiz- und Schonfaktoren zur Prävention, Therapie und Rehabilitation im Rahmen einer komplexen Kurorttherapie.

Methoden

1. Hochgebirgs-Klimatherapie
2. Mittelgebirgs-Klimatherapie
3. Thalassotherapie
4. Speläotherapie (Höhlenexposition)

Therapiemittel

1. Hochgebirgs-Klimatherapie
   - Allergenfreiheit
   - Liegekuren
   - Luftbäder
   - Heliotherapie
   - Terrainkuren
2. Mittelgebirgs-Klimatherapie
   - Liegekuren
   - Luftbäder
   - Heliotherapie
   - Terrainkuren
3. Thalassotherapie
   - Brandungs-Inhalationen
   - See-Bäder
   - Heliotherapie
   - Aufenthalt in allergenarmer Luft
   - Luftbäder
4. Speläotherapie
   - Liegekuren, Bewegung im Höhlenklima unter Einfluss von
     - thermischen Faktoren
     - inhalativen Faktoren
     - Allergenfreiheit
     - aktinischen Faktoren (u.a. Radon)

2.3 Klassische Naturheilverfahren

Definition

Die Naturheilverfahren umfassen im Rahmen der Gesamtmedizin die nach Intensität und zeitlicher Abfolge optimierte Anregung der individuellen körpereigenen Ordnungs- und Heilungskräfte durch Anwendung nebenwirkungsarmer oder -freier, natürlicher Mittel und Prozesse.

2.3.1 Phytotherapie

Definition

Phytotherapie ist die Lehre der Verwendung von Heilpflanzen oder Heilpflanzenteilen als Medikament.

Methoden

Frischkraut, Aufguss, Dekokt, Kaltwasserauszug, Pulverisierung

2.3.2 Hydro- und Thermotherapie/Balneotherapie

→2.2.13–2.2.15

2.3.3 Bewegungstherapie

→2.2.1–2.2.4

2.3.4 Ordnungstherapie

Definition

Ordnungstherapie beinhaltet das ärztliche Gespräch und Beratung über eine ausgewogene Lebensführung im regelmäßigen Rhythmus und im Einklang mit der Natur auf der körperlichen, psychologischen und soziokognitiven Ebene.

Methoden

1. Chronotherapie
2. Chronopharmakologie
3. Psychagogik (Achtsamkeitstraining)
4. Genusstraining

2.3.5 Ernährungstherapie/Diätetik

Definition

Unterstützung der Behandlung durch eine gesunde Kost und eine dem Krankheitsbild angepasste Diät.

Methoden

1. Heilfasten
2. Ernährungstherapie einschl. bestimmter Diäten
   - →B2.3.13

Konzepte

- Heilfasten nach Buchinger (Gemüsesäfte und -brühen, Tee mit Honig)
- F.X.-Mayr-Therapie (Milch-Semmel-Diät, spezielle Bauchbehandlung)
- Schrothkur
- Molkekur
- Null-Diät (Tee-/Mineralwasserkuren)
- Very-Low-Calorie Diet
- Crash-Diät
- Intervallfasten
- Low carb

B Rehabilitative Medizin

Rehabilitative Medizin ist die Gesamtheit aller medizinischen Maßnahmen der Rehabilitativen Diagnostik und Rehabilitativen Intervention bei körperlichen Beeinträchtigungen, Struktur- und Funktionsstörungen zur Verhinderung, Behebung oder Kompensation einer funktionellen Einschränkung oder Partizipationsstörung.

1 Diagnostik in der Rehabilitativen Medizin

Die Diagnostik in der Rehabilitativen Medizin ist das Erkennen und Bewerten von körperlichen Beeinträchtigungen, Struktur-, Funktions- und Fähigkeitsstörungen sowie Partizipationsstörungen unter dem Aspekt von Rehabilitationsbedürftigkeit, -fähigkeit und -potenzial des Patienten mit dem Ziel des planvollen Einsatzes der rehabilitativen Intervention und zur Bewertung der Rehabilitationsergebnisse.

Dies beinhaltet Funktionsuntersuchungen und -messungen (Leistung, Fähigkeit), patientenzentrierte Maße (Outcomes/Aktivität) und Evaluation der funktionellen Leistungsfähigkeit (Partizipation) durch standardisierte Messung und Bewertung (Assessments).

1.1 Methoden

1. Spezielle Anamnese (→ A 1.1)
2. Sensomotorische Tests
3. Leistungs-, Verhaltens- und Funktionsdiagnostiktests
4. Neuropsychologische Tests
5. Sozialmedizinische Beurteilung

1.2 Verfahren

1. Spezielle Anamnese (→ A 1.1)
2. Sensomotorische Tests
    - Spurverfolgungstest (Pursuit-Rotor-Test), Tapping-Test, Aiming-Test u.a.
    - Komplexe Tests (Time-up-and-go, Tinetti)
    - Tests zur Abschätzung allgemeiner koordinativer Fähigkeiten im tiefen stabilisierenden System
    - Tests zur Beurteilung der Standstabilität (JESS-Score)
    - Winkelreproduktionstests (Zielschritttest)
    - Podometrie (Druckverteilung)
3. Leistungs-, Verhaltens- und Funktionsdiagnostiktests
    - Tests zur Erfassung basaler Körperfunktionen (Vigilanz, Atmung, Kreislauf u.a.)
    - Tests zur Erfassung der Aktivitäten des täglichen Lebens (ATL, Barthel-Index, FIM [Functional Independence Measure], Motor-Assessment u.a.)
    - Tests zur Erfassung der Lebensqualität (SF 36 [„Short Form" Gesundheitsfragebogen], EQ5D [Gesundheitsfragebogen der EuroQol Group] u.a.)

- Tests zur Erfassung und Beurteilung der Mobilität (Tests zur Erfassung und Beurteilung sozialer Integration (IRES [Indikatoren des Reha-Status])
- Tests mit körperregionalem Bezug
- Tests mit krankheitspezifischem Bezug
- Tests zur Schmerzevaluation
- Tests zur beruflichen Leistungsbeurteilung

4. Neuropsychologische Tests
   - Vigilanztests
   - Orientierungstests
   - Tests für Aufmerksamkeits- und Wahrnehmungsstörungen
   - Gedächtnistests
   - Tests für Planung und Problemlösung
5. Sozialmedizinische Beurteilung
   - Beurteilung des sozialen Umfelds + Kontextfaktoren
   - Feststellen des Grades der Behinderung (GdB), des Grades der Schädigung (GdS)
   - Feststellen von Arbeits-, Erwerbs- und Berufsunfähigkeit (Minderung der Erwerbsfähigkeit/ MdE)
   - Beurteilung des erwerbsbezogenen Leistungsvermögens
   - Feststellen der Notwendigkeit von Teilhabeleistungen

Rechtliche Grundlagen und Ausführungsbestimmungen Vorsorge und Rehabilitation:

Die Begutachtungsanleitung Vorsorge und Rehabilitation (MD Bund vom 11. November 2023), der AHB-Katalog der DRV und die Reha-Richtlinie des GBA beinhalten Begriffsbestimmungen, Ablaufbeschreibungen und in Verbindung mit SGB IX Regelungen zur Bedarfserkennung.

Auch wenn in den trägerspezifischen Büchern der Sozialgesetzgebung teils unterschiedliche Regelungen, so auch zum Rehabilitationszugang oder dem jeweiligen Ziel (z. B. Reha vor und bei Pflege, Reha vor Rente), verankert sind, so fokussieren alle Rehabilitationsleistungen, unabhängig von der Trägerschaft, im Ergebnis auf größtmögliche Teilhabe eines von Behinderung betroffenen oder bedrohten Menschen (→ Abb. 7). In Vorbereitung ist ein gemeinsamer trägerunabhängiger Grundantrag für den Zugang zu einer Rehabilitationsleistung.

Mit dem Gesetz zur Stärkung der Teilhabe und Selbstbestimmung von Menschen mit Behinderungen (BTHG: Bundesteilhabegesetz) wurde das SGB IX neugestaltet, um Regelungen des SGB IX mit den Vorgaben der UN-BRK weiterzuentwickeln. Das SGB IX hat folgende Struktur:

- Teil 1: „Regelungen für Menschen mit Behinderungen und von Behinderung bedrohte Menschen"; das für alle Rehabilitationsträger geltende Rehabilitations- und Teilhaberecht
- Im Teil 2: „Besondere Leistungen zur selbstbestimmten Lebensführung von Menschen mit Behinderungen (Eingliederungshilferecht)"
- Im Teil 3 „Besondere Regelungen zur Teilhabe schwerbehinderter Menschen (Schwerbehindertenrecht)"

Rehabilitations- bzw. Leistungsträger	Leistungen zur medizinischen Rehabilitation	Leistungen zur Teilhabe am Arbeitsleben	Leistungen zur sozialen Teilhabe	Unterhaltssichernde und andere ergänzende Leistungen	Leistungen zur Teilhabe an Bildung
Gesetzliche Krankenversicherung	✔			✔	
Gesetzliche Rentenversicherung	✔	✔		✔	
Alterssicherung der Landwirte	✔			✔	
Gesetzliche Unfallversicherung	✔	✔	✔	✔	✔
Bundesagentur für Arbeit		✔		✔	
Träger der öffentlichen Jugendhilfe	✔	✔	✔		✔
Träger der Eingliederungshilfe	✔	✔	✔		✔
Träger des Sozialen Entschädigungsrechts*	✔	✔	✔	✔	✔
Integrations-/ Inklusionsämter**		✔			

Quelle: Bundesarbeitsgemeinschaft für Rehabilitation e.V. (BAR), 2021

* Träger der Kriegsopferversorgung und der Kriegsopferfürsorge i. S. d. § 6 Abs. 1 Nr. 5 SGB IX; andere Bezeichnung ab 2024
** nicht Rehabilitationsträger, aber Sozialleistungsträger

Abb. 7 Übersicht über unterschiedliche Leistungen durch die verschiedenen Leistungsträger

Rehabilitative Intervention ist Planung, Führung und Bewertung von Rehabilitationsprozessen mittels geeigneter Interventionsinstrumentarien und -verfahren in Abhängigkeit von Rehabilitationsfähigkeit und -potenzial und unter Berücksichtigung der Kontextfaktoren (umwelt- und personbezogene Faktoren im Sinne der ICF). Ziel ist die soziale Integration des Patienten/Rehabilitanden mit Erreichen bestmöglicher Teilhabe durch Überwindung oder Kompensation von körperlichen Beeinträchtigungen, Struktur-, Funktions- und Fähigkeitsstörungen sowie Partizipationsstörung.

Grundlage der rehabilitativen Intervention ist die Erstellung, Durchführung und Kontrolle des Rehabilitationsplanes im ärztlich geleiteten Rehabilitationsteam, einschließlich Beratung und Anleitung des Patienten und seiner Angehörigen. Wichtige Interventionsinstrumentarien und -verfahren sind rehabilitativ ausgerichtete Methoden der Physikalischen Therapie einschließlich der Hilfsmittelversorgung unter Einbeziehung von Patientenschulung, Psychotherapie, Neuropsychologie, Pharmakotherapie und Ernährungstherapie.

Das **Rehabilitationspotenzial** ist das theoretisch erreichbare Ergebnisniveau der Rehabilitation in den Ebenen Funktion, Aktivität und Partizipation. Es ist die Summe der noch vorhandenen geistigen, seelischen und körperlichen Fähigkeiten, die eine Dynamik beinhalten und durch deren Stimulation (= Rehabilitationsverfahren) eine Verbesserung der Lebenssituation erreicht oder eine Verschlechterung verhindert werden kann.

Rehabilitationsfähigkeit liegt vor, wenn Rehabilitandinnen und Rehabilitanden aufgrund ihrer somatischen und psychischen Verfassung die für die Durchführung und Mitwirkung bei der Leistung zur medizinischen Rehabilitation notwendige Belastbarkeit besitzen. Zunehmend wird dieser Begriff relativiert, da nicht die individuelle Rehafähigkeit, sondern die Möglichkeiten der versorgenden Einrichtung entscheidend für die Erbringung von Reha-Maßnahmen sind.

Die **Rehabilitationsprognose** ist eine Aussage zur Wahrscheinlichkeit, das Rehabilitationspotenzial auszuschöpfen und eine funktionelle Besserung zu erreichen (positive Erwerbsprognose im Bereich der DRV). Sie ist abhängig von der Rehabilitationsfähigkeit, der Motivation und der möglichen Qualität und Intensität des Rehabilitationsprozesses. Bei akuter Erkrankung ist das Rehapotenzial unsicher, steht aber dem Beginn einer intensivmedizinischen und frührehabilitativen Rehabilitation nicht entgegen.

Funktionsdiagnosen erweitern das mit der ICD zu kodierende Gesundheitsproblem um die Perspektive der Krankheitsauswirkungen. Die Funktionsdiagnose gibt einen Überblick über den aktuellen Gesundheitszustand einer Person mit einem Gesundheitsproblem.

Die **medizinische Rehabilitation** (§§ 26 ff. SGB IX) soll Behinderungen einschließlich chronischer Krankheiten abwenden, beseitigen, mindern, ausgleichen oder eine Verschlimmerung verhüten. Sie umfasst die Behandlung durch Ärzte und Angehörige anderer Heilberufe, die Früherkennung und Frühförderung behinderter und von Behinderung bedrohter Kinder, Arznei- und Verbandmittel, Heilmittel einschließlich physikalischer, Sprach- und Beschäftigungstherapie, Psychotherapie, Hilfsmittel sowie Belastungserprobung und Arbeitstherapie. Auch Leistungen im Rahmen der stufenweisen Wiedereingliederung oder Nachsorge zählen zur medizinischen Rehabilitation.

Inhaltlich lassen sich die Leistungen einem somatischen Bereich (u.a. medizinische Betreuung, Sekundär- und Tertiärprävention, körperliches Training), einem edukativen Bereich (u.a. Aufklärung, Beratung und Schulung, Verhaltensmodifikation, Adhärenz, Förderung der Eigenverantwortlichkeit, Risikofaktoren-Erkennung und -Behandlung), einem psychologischen Bereich (u.a. psychologische Betreuung, psychoedukative Maßnahmen, Krankheitsverarbeitung, Psychotherapie) und einem sozialmedizinischen Bereich (u.a. Maßnahmen zur verbesserten beruflichen und sozialen Wiedereingliederung, Kooperation mit behandelnden Ärzten und Betriebs-/Personalarzt, sozialmedizinische Leistungsbeurteilung) zuordnen.

Zugangswege in die medizinische Rehabilitation

Es existieren grundsätzlich folgende Zugangswege in die medizinische Rehabilitation:

- Aus der akutstationären Versorgung:
  Unmittelbar im Anschluss an einen Krankenhausaufenthalt Anschlussrehabilitation (AR, AHB, geriatrische Rehabilitation), Berufsgenossenschaftliche Weiterbehandlung (BGSW)
- Aus der ambulanten Versorgung:
  Verordnung/Veranlassung durch Vertragsärztin/-arzt, oder Vertragspsychotherapeut/-in, Betriebsärztinnen/ Betriebsärzten, Durchgangsärztinnen/Durchgangsärzte
- Daneben kann auch die Indikation zu einer Leistung zur medizinischen Rehabilitation aus der Pflegebegutachtung heraus gestellt werden (§18b SGB XI)

2.1 Organisationsformen der rehabilitativen Intervention

2.1.1 Prehabilitation

Im Sinne der ICF fängt Rehabilitation bei einer Gesundheitsschädigung frühestmöglich an und begleitet den Behandlungsverlauf (ICF als Kontinuum). Dies nimmt die Rehabilitative Strategie der WHO (Rehabilitation 2030: call for action) und ihre Resolution von 2023 auf (Vorhalten von Rehabilitation in Akutkrankenhäusern bei komplexen Behandlungsfällen). Idealerweise startet eine Rehabilitation bei absehbaren Bedarfen, z.B. bei elektiven Eingriffen, bereits vor einer geplanten Behandlung (Prehabilitation). Bestandteile einer Prehabilitation sind Klärung und Besserung des funktionellen Status, optimierter Ernährungszustand, Überprüfung der Medikation und Reduktion eines Delirrisikos.

2.1.2 Stationäre Rehabilitation einschließlich Frührehabilitation

Unter stationärer Rehabilitation wird der Einsatz aller rehabilitativen Interventionsmethoden und -mittel unter stationären Bedingungen verstanden. Die stationäre Rehabilitation geschieht in enger Kooperation zwischen fachärztlicher Kompetenz auf dem Gebiet der physikalischen und rehabilitativen Medizin sowie den entsprechenden anderen ärztlichen Fachgebieten und dem Team aus Therapeuten und Pflege und Sozialdienst.

Strukturabhängig kann eine Rehabilitation auf der Intensivstation im Akutkrankenhaus beginnen (IMR) und in Abteilungen der Frührehabilitation (neurologische, fachübergreifende und andere Frührehabilitation, geriatrische frührehabilitative Komplexbehandlung nach §39 Abs.1 Satz 3 SGB V) fortgesetzt erbracht werden. Die Phase der Frührehabilitation im Akutkrankenhaus ist charakterisiert durch einen vordringlich bestehenden akutstationären Behandlungsbedarf bei gleichzeitigem und absehbar länger bestehendem Rehabilitationsbedarf. Frührehabilitationsleistungen sind insbesondere bei neurologischen Krankheiten mit komplexen Schädigungsmustern erforderlich, aber auch bei geriatrischen Patienten aufgrund Multimorbidität und erhöhter Vulnerabilität. Ergänzend zu neurologischer und geriatrischer Frührehabilitation übernimmt die fachübergreifende Frührehabilitation kritisch kranke Menschen aus allen Fachgebieten und wirkt alters- und indikationsunabhängig. Beispielhaft sind Patienten mit Polytrauma ohne begleitende relevante Schädel-Hirn-Verletzung, allgemeinchirurgische und internistische Patienten mit Multimorbidität und komplikativen Verläufen und Patienten mit funktionellen Einschränkungen mehrerer Organsysteme nach langen Beatmungszeiten und Langzeit-Intensivbehandlung zu nennen.

Die Frührehabilitation ist das erste Glied einer nahtlosen rehabilitativen Versorgung und setzt die Ziele der WHO als Gesundheitsstrategie der Zukunft um. Sie hat als übergeordnete Zielsetzung das Erreichen einer AR -Fähigkeit für die postakut vorhandenen Reha-Strukturen.

Sie geht über die Frühmobilisation im Akutkrankenhaus hinaus (abgebildet in Komplexziffern im OPS-System).

Eine vollstationäre Rehabilitation in spezialisierten Einrichtungen, je nach Indikationsbereich und Versorgungsstufe (u.a. Anschlussrehabilitation, Anschlussheilbehandlung und stationäres Heilverfahren), folgt bei vorliegendem Reha-Bedarf. Erfreulicherweise entwickeln sich zunehmend Konzepte der indikationsübergreifenden Rehabilitation, was der Tatsache der Multimorbidität und Zunahme chronischer Erkrankungen Rechnung trägt. Verhaltensmedizinisch orientierte Rehabilitation (VOR) und verhaltensmedizinisch orientierte Orthopädie (VMO) sind Beispiele gebietsübergreifender Rehabilitation.

2.1.3 Teilstationäre bzw. tagesklinische Rehabilitation

Unter teilstationärer Rehabilitation wird der Einsatz aller rehabilitativen Interventionsmethoden und -mittel unter teilstationären bzw. tagesklinischen Bedingungen bei besonderer Berücksichtigung der eingeschränkten Mobilität, des sozialen Versorgungsgrades und der Belastbarkeit verstanden.

Im Unterschied zur stationären Rehabilitation geht der Patient über Nacht (z. B. geriatrische, neuro-psychologische und psychiatrische Rehabilitation) oder über Tag (z. B. nachtklinische Rehabilitation von Diabetikern) in die häusliche Umgebung zurück, zur frühzeitigen Reintegration in Familie, Beruf und Gesellschaft.

2.1.4 Ambulante Rehabilitation

Unter ambulanter Rehabilitation wird der Einsatz aller rehabilitativen Interventionsmethoden und -mittel in Wohnortnähe unter ambulanten Bedingungen verstanden, zum Erhalt der Integrationsfähigkeit, Beibehaltung des eigenen Wohnumfeldes oder zur frühzeitigen Reintegration in Familie, Beruf und Gesellschaft. Im Unterschied zur stationären und teilstationären Organisation der rehabilitativen Intervention sind hierzu besondere Voraussetzungen von Seiten des Patienten notwendig. Voraussetzungen sind ausreichende Mobilität, Motivation, sozialer Versorgungsgrad und Belastbarkeit. Vorteil ist der Verbleib im sozialen Umfeld mit daraus resultierender erweiterter Möglichkeit der Inanspruchnahme. Gleichzeitig bietet diese Organisationsform der Rehabilitation die frühestmögliche Realisierung einer medizinisch-beruflich-orientierten Rehabilitation (MBOR, ABMR) mit beruflicher Wiedereingliederung bei gleichzeitiger Fortsetzung der rehabilitativen Maßnahmen.

2.1.5 Mobile Rehabilitation

Mobile Rehabilitation ist ein Konzept der ambulanten wohnortnahen Rehabilitation. Hierbei werden ambulante aufsuchende Rehabilitationsleistungen durch ein interdisziplinäres Team (Physiotherapie, Ergotherapie, Logopädie, Rehabilitationspflege, Sozialberatung, Neuropsychologie, Ernährungsberatung) unter ärztlicher Leitung auf der Basis einer vorherigen Rehabilitationsplanung in der Häuslichkeit des Rehabilitanden erbracht. Dabei werden die wichtigen Kontextfaktoren, wie häusliche Umgebung, soziales Umfeld und Familie, in die Rehabilitation unmittelbar einbezogen. Ressourcen können so erschlossen, Barrieren abgebaut und soziale Teilhabe erweitert werden. In der vertrauten Umgebung entfallen für die Rehabilitanden die schwierigen Gewöhnungs- und Transferprozesse, die beim Übergang von einer stationären Rehabilitation in die eigene Häuslichkeit auftreten. Mobile Rehabilitation schließt ein Case-Management der sozialen Problematik des Rehabilitanden mit ein. Für den Erfolg der Rehabilitation ist die enge Zusammenarbeit mit Kliniken, Pflegediensten, Selbsthilfegruppen, Beratungsstellen und anderen Leistungserbringern mit ausschlaggebend.

Aufgrund ihres ressourcenorientierten und sozialökologischen Ansatzes erreicht das aufsuchende Angebot rehabilitationsbedürftige Menschen, die bislang keine Rehabilitationsmaßnahmen erhalten haben oder in anderen Rehabilitationsformen nicht optimal versorgt werden konnten (z. B. vorbestehende Multimorbidität, Nichtvorhandensein einer AHB-Fähigkeit).

2.1.6. Rehabilitationsnachsorge

Um den Erfolg einer medizinischen Rehabilitation nachhaltig zu erbringen, kommen Leistungen der **Rehabilitations-Nachsorge** in Frage, darunter auch allgemeine „ergänzende Leistungen“:

Rehabilitationssport (ambulante Herzsportgruppen inkl. neuer Herzinsuffizienzgruppen, Sportgruppen für Gefäß- und Lungen- und Brustkrebserkrankte u.a.), Funktionstraining, IRENA, RENA, T-RENA, Psy-RENA, Sucht-Nachsorge, Curriculum Hannover, Psychosomatische Reha-Nachsorge (PRN), Medizinische Trainingstherapie (MTT), allgemein Leistungen nach dem Heilmittel Katalog, Disease management programme (DMP), Sozialmedizinische Nachsorge, Patientenschulungen, Kontakt- und Beratungsstellen, Selbsthilfegruppen, EUTB u.a.

Eine Langzeitrehabilitation unter Leitung eines rehaerfahrenen Arztes wie FA für PRM ist in komplexen Fällen indiziert.

2.1.7 Leistungen zur Teilhabe am Arbeitsleben (LTA, §§ 33 ff. SGB IX)

Durch **Leistungen zur Teilhabe am Arbeitsleben** (berufliche Rehabilitation) soll die Erwerbsfähigkeit erhalten, verbessert, hergestellt oder wiederhergestellt und die Teilhabe am Arbeitsleben möglichst auf Dauer gesichert werden. Hierzu gehören auch Leistungen in Werkstätten für behinderte Menschen.

Weitere Maßnahmen sind Umschulung, berufliche Qualifizierung, Berufstraining, Berufsförderung, berufliche Aus-, Weiter- und Fortbildung, Bewerbungstraining, Berufsvorbereitung, Arbeitsplatzausstattung, Berufsorientierungskurse, Arbeitsmarktprogramme u.a.

2.1.8 Leistungen zur Teilhabe am sozialen Leben (Soziale Rehabilitation, §§ 55 ff. SGB IX)

Hilfen zur Überwindung besonderer sozialer Schwierigkeiten, Erziehungs(bei)hilfe, Wohnungshilfe (betreutes Wohnen), Wohnen in Pflegefamilien, Hilfen zur Erziehung, Erziehungsberatung, Einzelbetreuung, Familienhilfe, Heimerziehung, Fremdunterbringungen, Erziehungsbeistandschaft, soziale Gruppenarbeit, Assistenzleistungen, Mittel zur Verständigung, Elternassistenz, Unterstützung bei der Haushaltsführung, der Lebensplanung, der Freizeitgestaltung sowie der Teilhabe am gemeinschaftlichen und kulturellen Leben, heilpädagogische Leistungen für noch nicht eingeschulte Kinder, Frühförderung von Kindern mit Behinderungen u.a.

2.1.9 Kombinierte Formen der Rehabilitation und andere Leistungen

Kombinierte Formen der Rehabilitation integrieren die medizinische, berufliche und/oder soziale Rehabilitation:

Medizinisch-beruflich-orientierte Rehabilitation (MBOR), medizinisch-berufliche Rehabilitation, Rehabilitation psychisch Kranker (RPK) u.a.

Die Leistungen zur medizinischen Rehabilitation und zur Teilhabe am Arbeitsleben werden ergänzt durch **unterhaltssichernde und andere ergänzende Leistungen** (§§ 44 ff. SGB IX, u.a. Krankengeld, Verletztengeld, Übergangsgeld, Ausbildungsgeld, Beiträge zur Sozialversicherung).

2.1.10 Besonderheiten der geriatrischen Rehabilitation

Menschen leben so lange wie nie zuvor. Die besondere Versorgungssituation in der Geriatrie veranlasste die WHO 2021–2030 als „Decade of Healthy Ageing" zu bezeichnen.

Bewegung und Funktionsfähigkeit sind zentrale Themen. Erfolgreiches Altern wird seit langem als behinderungsfreies, krankheitsfreies und aktives Gesundheitserleben definiert.

Im Falle einer akuten Gesundheitsschädigung besteht ein Konzept aus geriatrischer frührehabilitativer Komplexbehandlung im Akutkrankenhaus, gefolgt von geriatrischer Rehabilitation und Langzeitrehabilitation und Nachsorge.

Physiologie und Risikofaktoren

Bei älteren Patienten finden sich Multimorbidität, Polypharmazie, kognitive Defizite bis zu Demenz, neurodegenerative Erkrankungen wie M. Parkinson, Bewegungseinschränkungen, funktionelle Defizite und Pflegebedürftigkeit sowie besondere Vulnerabilität, wie zuletzt in der Corona-Pandemie wieder zu erkennen. Mit dem hohen Lebensalter sind Sarkopenie, Gebrechlichkeit (Frailty), Einschränkungen der Sinnesorgane, Osteoporose und Schwindel assoziiert und erhöhen die Sturzneigung und damit assoziierte Hüft- und Wirbelkörperfrakturen.

Physiologischerweise kommt es im Alter mit Neuronenverlust, Rückgang der alpha-Motoneuronen und Verlust von Skelettmuskelfasern zu Krafteinbußen, Haltungsverfall, Destabilisierung zentraler und peripherer Gelenkketten, Verminderung von Aktions- und Reaktionsschnelligkeit und Einschränkung der Gelenkbeweglichkeit.

Sturzkrankheit

Jeder Zweite über 80-Jährige fällt mindestens einmal jährlich. Gerade wegen der multifaktoriellen Genese ist eine Analyse des Gangbildes sinnig, um ein individuelles Konzept zur Sturzprävention („Sturztraining") interdisziplinär zu erstellen. Kontextfaktoren wie sicheres Schuhwerk, Hüftprotektoren, gute Beleuchtung, Visusverbesserung, barrierefreies Wohnen, Medikation sind zu beachten.

Weitere Entitäten

Positive Auswirkungen einer Physiotherapie sind bei kardialen (KHK, Herzinsuffizienz), vaskulären (pAVK), pulmonologischen (COPD) und Stoffwechselerkrankungen belegt und fester Bestandteil der Therapieleitlinien.

In der Alterstraumatologie hat sich eine interdisziplinäre frührehabilitative Behandlung mit frühestmöglicher Mobilisation und intensiver Physiotherapie bewährt und zu geringeren Komplikationen und geringerer Mortalität geführt.

In der Gerontopsychiatrie wirkt sich Physikalische Therapie nachweislich auf Verminderung von Stress, Ängsten, Schlafstörungen und Depressionen aus.

Interventionen

Physikalische Interventionen zielen allgemein auf den Erhalt der Mobilität und der Selbstversorgungsfähigkeit sowie Vermeidung einer Pflegebedürftigkeit ab.

Schwerpunkt sollte Verbesserung bzw. Erhalt der neuromuskulären Funktion (Koordination, Kraft, Beweglichkeit) sein.

Regelmäßiges körperliches Training ist eine der kostengünstigsten Präventivmaßnahmen. Entscheidend ist die Förderung der Motivation zur selbständigen Durchführung.

Empfohlen wird die Steigerung lokomotorischer Alltagsaktivitäten (Treppensteigen, Spaziergänge, Hundehaltung, Gartenarbeit etc.) und ein initial angeleitetes komplexes Trainingsprogramm (ca. 3-mal wöchentlich). Dies sollte durch einen fachkompetenten Arzt erstellt und verordnet sein.

Das Trainingsprogramm muss individuell abgestimmt sein; Vorerkrankungen, mögliche Kontraindikationen und Trainingszustand sind zu berücksichtigen. Positives Erleben soll bewirkt werden (allein oder in Gruppe, Fitnessstudio oder Outdoor; Schwimmen, Wandern, Radfahren, Golf, Tanzen, Hockergymnastik, Atemtraining, Seniorengymnastik u.a.). Einer Gewichtsabnahme sollte bei Normgewichtigen entgegengewirkt werden.

Krafttraining führt auch bei Älteren zu einer Zunahme der Muskelkraft.

Erhöhung des Muskelvolumens, Verringerung der Sarkopenie, Training der intramuskulären Koordination und Optimierung der Rekrutierung sind bei drei Trainingseinheiten pro Woche mit ca. 70 % der willkürlichen Maximalkraft zu erreichen, höhere Intensitäten bewirken auch eine Zunahme der Kraftentwicklungsrate. Sensomotorische ergänzende Inhalte führen zur Optimierung der posturalen Kontrolle.

2.1.11 Fazit

Eine umfassende Teilhabeförderung ist dann gegeben, wenn Reha-Maßnahmen und andere rehabilitative Leistungen zielführend ineinandergreifen. Voraussetzung ist die umfassende trägerübergreifende Feststellung des individuellen Förderbedarfs mit Festlegung von Teilhabezielen.

Im Fokus ist zurzeit das Vernetzen lokaler Gegebenheiten (Kommune, Sozialraum).

Besonderheiten der Leistungsträger und gesetzliche Neuregelungen sind immer zu beachten, so aktuell die Neufassung des SGB VIII.

Zu beachten ist, dass bzgl. einiger Versorgungsstrukturen wie fachübergreifender Frührehabilitation, postakuter Rehabilitation, mobiler Rehabilitation und auch Langzeitversorgung **Reha- bzw. Versorgungslücken** bestehen.

2.2 Rehabilitationsplanung

Definition	Die Rehabilitationsplanung erfolgt durch ein ärztlich geleitetetes Rehabilitationsteam. Sie ist die Erstellung eines Gesamtkonzeptes zielgerichteter An-/Verordnungen von aufeinander abgestimmten und an den Funktionsdefiziten orientierten Rehabilitationsmaßnahmen in enger Abstimmung mit dem Rehabilitanden und ggf. Fallmanagern der Kostenträger. Die Rehabilitationsplanung basiert auf der Einschätzung der Rehabilitationsbedürftigkeit, des Rehabilitationspotenzials und der Festlegung eines Rehabilitationszieles, das ständig aktualisiert werden muss. Sie ist auf überschaubare Zeitabschnitte zu begrenzen und durch prognostische Einschätzung zu begleiten. Sie setzt entsprechende Methodenkompetenz mit Kenntnis der Kontraindikationen voraus.
Interventionsverfahren	Rehabilitationsplan, Patientenorientierte Gespräche und Verlaufskontrollen (PDCA-Zyklus), Abstimmung mit Fallmanagern der Kostenträger

2.3 Teilgebiete der rehabilitativen Intervention – Verfahren und Mittel

(→Abb. 8)

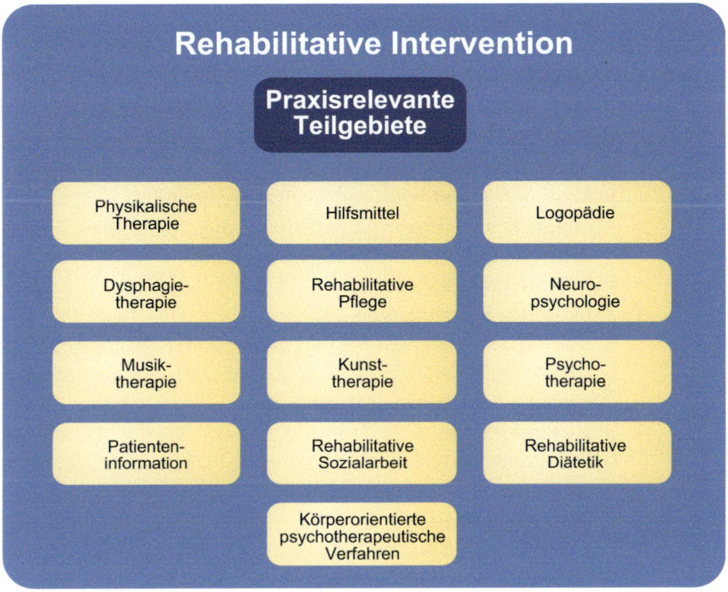

Abb. 8 Teilgebiete der Rehabilitativen Intervention

2.3.1 Physikalische Therapie

→A 2

2.3.2 Rehabilitative Pflege

Definition	Die rehabilitative Pflege ist die Gesamtheit aller pflegerischen Maßnahmen zur Rehabilitation von Beeinträchtigungen, von Struktur-, Funktions- und Fähigkeitsstörungen sowie von Partizipationsstörungen zur Verhinderung oder Kompensation von Beeinträchtigungen.
Interventionsverfahren	1. Grundpflege 2. Behandlungspflege 3. Aktivierende Krankenpflege 4. Begleitende Pflege
Interventionsmittel	1. Grundpflege • Maßnahmen zur Körperpflege • Maßnahmen zur Ernährung • Maßnahmen zu den Ausscheidungen • Maßnahmen zum Bewegen und Lagern • Maßnahmen zur Kommunikation (soweit nicht Bestandteil anderer Interventionsmittel)

Interventionsmittel	2. Behandlungspflege • Therapeutische Waschung • Therapeutische Lagerung • Thromboseprophylaxe • Begleitendes Beobachten • Maßnahmen im Zusammenhang mit Eingriffen und Maßnahmen des Arztes • Maßnahmen im Zusammenhang mit der Arzneimittelgabe • Gewinnen von Untersuchungsmaterial • Apparatives Atemtraining • Absaugen (Mund, Nase, Rachen, Tracheostoma) • Äußere Anwendungen (Wundbehandlung, Drainagenversorgung, Hautbehandlung, Kälte- und Wärmeanwendung) • Patiententransporte 3. Aktivierende Krankenpflege • Training der Aktivitäten des täglichen Lebens (selbständige Lagerung, Kontinenz, Transfer, Fortbewegung, Selbstversorgung, Kommunikation, kognitive Fähigkeiten, Stomatraining) 4. Begleitende Pflege • Entlastende und orientierungsgebende Patientengespräche (Motivation) • Sterbebegleitung des Patienten • Angehörigengespräche und -beratung • Patientenbezogene Informationsgespräche

2.3.3 Logopädie

Definition	Unter Logopädie versteht man die Diagnostik und Therapie von Sprach-, Sprech-, Stimm-, Hör- und Schluckstörungen.
Interventionsverfahren	1. Sprachübungen 2. Sprechübungen 3. Stimmübungen 4. Hörübungen 5. Schluckübungen
Interventionsmittel	1. Sprachübungen • Sprachanbahnung • Begrenzung des überschießenden Redeflusses • Reaktivierung sprachlicher Leistungen (Verstehen, Sprechen, Lesen, Schreiben) • Erarbeitung von Kommunikationsmöglichkeiten über Mimik, Gestik, Zeichnen und kompensatorische Verfahren • Computergestützte Kommunikation • Störungsspezifische Übungsmethoden • Konsolidierung (Übertragung) in den Alltag

Interventionsmittel

2. Sprechübungen
   - Verbesserung der Atmung
   - Verbesserung der Artikulation
   - Verbesserung der Phonation
   - Verbesserung der Prosodie
3. Stimmübungen
   - Verbesserung der Stimmqualität
   - Verbesserung der Stimmleistung
   - Verbesserung der Stimmstabilität
4. Hörübungen
   - Förderung der auditiven Diskrimination
5. Schluckübungen →2.3.4

2.3.4 Dysphagietherapie

Definition

Die funktionelle Therapie der Dysphagie behandelt oropharyngeale Schluckstörungen auf der Basis einer funktionsspezifischen Diagnostik. Ziele sind eine Verbesserung der Schluckeffizienz, die Verhinderung der Aspiration sowie die Anbahnung der oralen Nahrungsaufnahme. Die Diagnostik beinhaltet die klinische Untersuchung, Testverfahren und in Zusammenarbeit die videoendoskopische Schluckdiagnostik.

Interventionsverfahren

1. Restituierende Verfahren
2. Kompensatorische Verfahren
3. Adaptierende Verfahren

Interventionsmittel

1. Restituierende Verfahren
   - Positionierung
   - Thermale Stimulation
   - Pinseln
   - Vibration
   - Druck
   - Dehnung
   - Widerstandsübungen
   - Autonome Bewegungsübungen
   - Biofeedback-Übungen
2. Kompensatorische Verfahren
   - Kompensatorische Kopfhaltungen
   - Repetitives Schlucken
   - Supraglottisches Schlucken
   - Supersupraglottisches Schlucken
   - Mendelsohn-Technik
3. Adaptierende Verfahren
   - Diätetische Anpassung bezüglich der rheologischen und kohäsiven Nahrungseigenschaften
   - Spezielle Ess- und Trinkhilfen

2.3.5 Neuropsychologisches Training

Definition	Nutzung von Verfahren, mit deren Hilfe das Ausmaß der durch die Hirnschädigung bedingten Beeinträchtigung reduziert, das Höchstmaß der erwerbbaren Fähigkeiten gefördert und so die Behinderung überwunden werden kann.
Interventionsverfahren	1. Kognitives Training zur Erhöhung der allgemeinen geistigen Leistungsfähigkeit und stufenweises spezifisches Funktionstraining, um Einsicht in die Art der Störung und damit Lernvoraussetzungen zu ermöglichen und erhalten gebliebene Fähigkeiten zu stabilisieren 2. Training kompensatorischer Strategien 3. Training von kognitiven Zyklen zur Erhaltung eines adäquaten Problemlöseverhaltens und dessen Generalisierung auf den Alltag 4. Einsatz und Einübung von Hilfsmitteln, um eine verlorene Leistung zu ersetzen
Interventionsmittel	• Übung zur visuellen Exploration • Übung von Planungs- und Problemlösetechniken, Ideeneinfall, flexiblem Denken • Übungen zu analogem und schlussfolgerndem Denken • Gedächtnistraining mit Enkodierungstechniken und Abrufhilfen • Computergestütztes Aufmerksamkeitstraining • Übungen zur Orientierung

2.3.6 Begleitende Psychotherapie – ärztliche Psychotherapie und klinische Psychologie

Definition	Unter begleitender Psychotherapie versteht man die psychische Führung und Begleitung des Patienten und seiner Bezugpersonen im Rehabilitationsprozess bei somatopsychischen, posttraumatischen und psychosomatischen Störungen. Das Ziel ist es, den Patienten und sein Umfeld zu unterstützen, Ressourcen und Stärken zu mobilisieren, Bewältigungs- und Anpassungsstrategien zu entwickeln, den Umgang mit Krankheit und Behinderung zu erlernen und Hilfen bei Krankheitsverarbeitung und Entwicklung eines veränderten Lebenskonzeptes anzubieten. Es findet eine Supervision des behandelnden Teams bei der Betreuung des Patienten statt.
Interventionsverfahren	1. Beratende Gespräche 2. Stützende Gesprächstherapie 3. Tiefenpsychologisch fundierte und analytische Psychotherapie 4. Körperorientierte Psychotherapie 5. Verhaltenstherapie 6. Psychosoziale Einzelfallberatung und Familienhilfe zur Unterstützung bei der Krankheitsbewältigung 7. Psychoonkologie
Interventionsmittel	• Therapeutischer Rahmen – Setting • Regelmäßige Gespräche mit dem Patienten • Regelmäßige Gespräche mit den Patienten unter Einbeziehung der Bezugspersonen und/oder allein mit den Bezugspersonen

Interventionsmittel

- Entspannungstechniken einzeln oder in der Gruppe
- Körperorientierte Techniken psychoanalytischer und verhaltenstherapeutischer Orientierung einzeln oder in der Gruppe
- Verhaltenstraining einzeln oder in der Gruppe
- Kognitive Verhaltenstherapie
- Einzelfall- und Familienhilfe und Case-Management zur Erarbeitung von Bewältigungs- und Lösungsstrategien

2.3.7 Patientenschulung und -information (Edukation)

Definition

Patienteninformation und -schulung sind Bestandteil jedes Rehabilitationskonzeptes. Sie dienen der Vermittlung von Kenntnissen, Fähigkeiten und Fertigkeiten, die es dem Patienten ermöglichen, sich aktiv in den Rehabilitationsprozess einzubringen und mit der Behinderung umzugehen. Sie orientieren sich an der Funktionsstörung der vorliegenden Erkrankung und an Risikofaktoren. Der Rehabilitand soll in seiner Rolle als selbstverantwortlicher Partner im Rehabilitationsprozess unterstützt werden.

Interventionsverfahren

1. Funktionsbezogene Patientenschulung (Gelenk- und Rückenschule)
2. Erkrankungsspezifische Patientenschulung (Edukation)
3. Risikobezogene Patientenschulung (Lebensstiländerung)

Interventionsmittel

- Seminare
- Gruppengespräche
- Demonstrationen
- Praktisches Üben
- Vorträge
- Hausübungsprogramme
- Hausprotokolle
- Beratung und Vermittlung zu Selbsthilfegruppen, Sportgruppen für Herz-, Gefäß-, Lungenkranke, Rheuma- und Funktionssportgruppen u.a.

Konzepte (Beispiele)

- Rückenschule
- Endoprothesentraining
- Osteoporosetraining
- Nichtrauchertraining
- Ernährungsschulung
- Schmerzbewältigungstraining
- Feedbacktraining
- Eigenmessung von Körperzuständen wie Blutdruck, Herzfrequenz, INR-Wert, Nutzung von „Fitnessarmbändern" und Gesundheits-Apps

2.3.8 Musiktherapie

Definition

Musiktherapie ist ein kommunikatives, interaktives, zunächst nichtsprachliches Geschehen, durch das den Patienten die Möglichkeit gegeben wird, verdrängte oder unaussprechliche, traumatische Erlebnisse und Gefühlsqualitäten zum Ausdruck zu bringen. Sie bietet die Möglichkeit der Kommunikationsanbahnung schwer hirngeschädigter Patienten in der Frühphase der medizinischen Rehabilitation.

Interventionsverfahren	1. Wiedererleben von Gefühlen und deren Reflexion auch auf einer bewussteren sprachlichen Ebene zum besseren Selbstverständnis (auch des Selbstwerts) bzw. zur Lösung von Kommunikations- und Beziehungsproblemen 2. Anbahnung und Aufbau erst einer nonverbalen, letztlich aber auch der verbalen Kommunikation bei Patienten mit hirnorganisch bedingtem Verlust der sprachlichen bzw. gestischen Kommunikation, Komastimulation, Aphasietraining 3. Hilfe zur Krankheitsverarbeitung (Patient-Therapeut-Dialog im psychotherapeutischen Sinne) auch in der Gruppe
Interventionsmittel	• Rezeptive Musiktherapie (Hören und Erleben von Musik, angeboten durch den Therapeuten oder durch Tonträger) • Aktive Musiktherapie (freies Spiel auf Instrumenten, Improvisation)
Konzepte	• Snoezelen-Konzept • Musiktherapie nach Gustorff

2.3.9 Kunsttherapie

Definition	Kunsttherapie ist der Einsatz künstlerischer Mittel mit dem Ziel, Patienten in Lebenskrisen oder mit seelischen Störungen zu ermöglichen, eigene Stärken und Probleme kennenzulernen und durch den schöpferischen Prozess positiv einzuwirken. Ein Schwerpunkt liegt in der Rehabilitation von Patienten mit erworbenen Hirnschäden.
Interventionsverfahren	1. Anbahnung und Aufbau einer nonverbalen (und verbalen) Kommunikation auf bildnerischer Ebene 2. Aufbau und Schulung der Funktionen hirnorganisch bedingter Störungen der Motorik, Handlungsplanung, Wahrnehmung 3. Ausdruck von Gefühlen und deren Reflexion auf künstlerischer Ebene zur Förderung der Ich-Stärke 4. Hilfe zur Krankheitsverarbeitung (Einzel- und Gruppenarbeit)
Interventionsmittel	• Gestalten mit verschiedenen Medien in Einzel-, Partner- und Gruppenarbeit (Zeichnung, Malerei, Grafik, Plastik, Drucktechnik, Fotografie) • Einbeziehen von musisch-kreativen Tätigkeiten

2.3.10 Rekreationstherapie

Definition	Auf spielerische Weise werden motorische und kognitive Fähigkeiten trainiert und aufgebaut sowie der kommunikative Austausch gefördert. Auch soziale Integration (Teilhabe am soziokulturellen Leben als SGB IX Zielsetzung), emotionale Stabilisierung, Stärkung des Selbstwertgefühls und Aufbau des Selbstvertrauens sind Ziele der Rekreationstherapie. Für die Rekreationstherapie ist es wichtig, nicht nur zu den Patienten ein Vertrauensverhältnis aufzubauen, sondern auch Angehörige in die Prozesse und Aktivitäten einzubinden.
Interventionsverfahren	• Sportliche Aktivitäten (z.B. Rollstuhlkegeln, Rollstuhlbasketball, Rollstuhltischtennis)

Interventions-verfahren	• Kreativ- und Kunsttherapie (z.B. Seidenmalerei, Serviettentechnik, Tonarbeiten, Aquarellmalerei) • Spielegruppen (z.B. Hirnleistungsgruppe, Gehirnjogging mit Wissensspielen) • Alltagsorientiertes Training (z.B. betreutes, begleitetes, supervidiertes Kochen, Einkaufen, Behördengänge, Hausbesuche)

2.3.11 Körperorientierte psychotherapeutische Verfahren

Definition	Die körperorientierte Psychotherapie nutzt die komplexen psycho-somatischen und somato-psychischen Funktionszusammenhänge zur Behandlung psychischer und psychosomatischer Erkrankungen, wobei sowohl die Beeinflussung psychischer Funktionen durch sensorische und Bewegungsreize als auch die Effekte mentaler und kognitiver Funktionen auf den Körper therapeutisch genutzt werden.
Interventions-verfahren	1. Entspannungstechniken 2. Verfahren mit psychoanalytischer Orientierung 3. Verfahren mit verhaltenstherapeutischer Orientierung 4. Ablenkende Verfahren
Interventions-mittel	• Integrative Bewegungstherapie • Konzentrative Bewegungstherapie • Autogenes Training • Progressive Muskelrelaxation • Funktionelle Entspannung • Eutonie

2.3.12 Rehabilitative Sozialarbeit

Definition	Rehabilitative Sozialarbeit umfasst u.a. beim Entlassmanagement Beratung und Betreuung in finanziellen, pflegerischen, beruflichen und juristisch-behördlichen Fragestellungen sowie die Mithilfe bei der Umsetzung rehabilitativer Maßnahmen. Ziel ist die Aufrechterhaltung oder Wiedergewinnung der sozialen Integration.
Interventions-verfahren	1. Beratung/Einleitung medizinischer Rehabilitationsmaßnahmen 2. Beratung/Einleitung wirtschaftlicher Hilfen und sozialer Maßnahmen 3. Beratung/Einleitung ambulanter und stationärer Weiterversorgung – Entlassmanagement 4. Beratung/Einleitung beruflicher Rehabilitationsmaßnahmen 5. Beratung/Einleitung von Resozialisierungsmaßnahmen
Interventions-mittel	• Einleitung und Kostenübernahmeregelung von Anschlussheilbehandlung und spezieller stationärer Weiterbehandlung, Erstellung von Sozialberichten, Betreuungseinleitung • Einleitung von Krankengeld, Wohngeld, Sozialhilfe, Rentenangelegenheiten, Arbeitslosengeld, Abklärung von Versicherungsansprüchen, Einleitung von Anträgen auf Anerkennung einer Schwerbehinderung

Interventionsmittel

usw. Antragstellung nach SGB IX (Schwerbehindertenrecht) und SGB XI (Pflegeversicherung)

- Einleitung von Pflegemaßnahmen, ambulanter Hauskrankenpflege, hauswirtschaftlichen Hilfen, Kostenregelung für Pflegemaßnahmen
- Unterstützung und Einleitung bei stufenweiser Eingliederung ins Arbeitsleben, bei Umsetzung am Arbeitsplatz (Betriebliches Eingliederungsmanagement)
- Belastungserprobung, Arbeitstherapie
- Unterbringung in Einrichtungen der therapeutischen Wohngemeinschaften, Nicht-Sesshaften-Hilfe, Antragstellung auf behindertengerechten Wohnraum usw.
- Mitwirkung im Entlassmanagement in Krankenhäusern und Reha-Einrichtungen
- Nachsorge- und Teilhabeberatung
- Hinweise auf Selbsthilfegruppen, Erweiterte unabhängige Teilhabeberatung (EUTB), IRENA, T-RENA, Psy-RENA

2.3.13 Rehabilitative Diätetik

Definition

Aufgabe der rehabilitativen Diätetik ist es, optimale körperliche Voraussetzungen für eine erfolgreiche Rehabilitation zu schaffen. Sie zielt auf eine Ernährungsweise, die Erkrankungen vorbeugt und/oder eine Ernährungsumstellung zur Verbesserung der autonomen Regulation. In der Ernährungsberatung soll das hierfür notwendige Wissen vermittelt werden. Die Ernährungsschulung beinhaltet zusätzlich Elemente der Verhaltenstherapie und zielt auf eine dauerhafte Ernährungsumstellung.

Interventionsverfahren

1. Diäten mit spezifischen Stoffwechseleffekten
2. Diäten mit spezifischen Organwirkungen
3. Diäten mit regulativen (Allgemein-)Wirkungen

2.3.14 Versorgung mit Hilfsmitteln und technischen Hilfen[1]

Definition

Ärztlich verordnete Versorgung und Ausstattung mit Hilfsmitteln, technischen Hilfen und Körperersatzstücken, um einer drohenden Behinderung vorzubeugen, eine bestehende Behinderung auszugleichen oder den Erfolg einer Behandlung zu sichern.

Hilfsmittel und technische Hilfen sind sächliche, medizinische Leistungen, also Sachen, die durch die ersetzende, unterstützende oder entlastende Wirkung den Erfolg der Krankenbehandlung sichern, die Überwindung von körperlichen Behinderungen und die Wiedereingliederung in die berufliche Tätigkeit ermöglichen.

Unabhängig von der Erstattungspflicht: Hilfsmittelverzeichnis der Gesetzlichen Krankenversicherung (entsprechend § 139 SGB V), Gesetzliche Pflegeversicherung

Interventionsverfahren

1. Hilfsmittel
2. Technische Hilfen

[1] Heil- und Hilfsmittelversorgungsgesetz/HHVG

Interventions-mittel	1. Hilfsmittel (Beispiele) • Elektrostimulationsgeräte • Geh- und Transferhilfen und Rollstühle • Pflegebett und -zubehör • Inkontinenzartikel • Hilfsmittel zur Kompressionstherapie • Lagerungshilfen 2. Technische Hilfen (Beispiele) • An- und Ausziehhilfen • Ess- und Trinkhilfe • Hilfsmittel im hygienischen Bereich • Wohnumfeld verbessernde Maßnahmen (Haltegriffe, Handlauf, Treppenlifter, Badumbau, Rampen) • Behindertenfahrzeuge • Hilfsmittel zur Kommunikation (Schreibhilfe, Lesehilfe, Notruf, elektronisch gesteuerte Kommunikationshilfen) • Orthesen und Prothesen • Schuhzurichtungen • Hilfsmittel zur beruflichen Wiedereingliederung (u.a. höhenverstellbarer Schreibtisch, ergonomische Arbeitsplatzgestaltung, technische Hebevorrichtungen)

C Konzept: Funktionsmedizin

Egbert Seidel und Lothar Beyer[1]

Kriterien der Graduierung von Gesundheit zu Krankheit

Wenn wir das Konzept „Funktionskrankheit“ im Denken der praktizierenden Ärzte implementieren wollen, versuchen wir, unser funktionelles Denken dem jetzigen in der Medizin vorherrschenden Sprachgebrauch anzupassen. Nach unserem Verständnis ist es für uns als Rehabilitationsmediziner wichtig, für die Kollegen der anderen klinischen Fächer Definitionen zu formulieren, um Verwirrungen und Missverständnisse zu vermeiden.

Im ICD finden wir folgende Synonyme und Bezeichnungen

M62.99	Muskelkrankheit	Synonyme: Faszienkrankheit; Faszienstörung; Muskelaffektion; Muskelinsuffizienz; Muskelkrankheit nicht näher bezeichnet: Nicht näher bezeichnete Lokalisation; Muskelstörung; Muskuläre Dysbalance
M62.98	Muskelkrankheit, nicht näher bezeichnet	Sonstige [Hals, Kopf, Rippen, Rumpf, Schädel, Wirbelsäule] Synonyme: Bauchmuskelinsuffizienz; Muskuläre Dysbalance im Wirbelsäulenbereich; Rückenmuskelinsuffizienz

Hier wird in der intenationalen Klassifikation für Krankheiten (ICD) bisher keine einheitliche Zuordnung oder Nomenklatur erreicht.

In der manuellen Medizin hingegen werden nicht nur Einzelfunktionen eines Organs, sondern Bewegung und Körperhaltung analysiert, beurteilt und Defizite identifiziert. Demnach gibt es funktionell sowohl Defizite in der Dynamik von Bewegungen als auch in der Statik der Haltung, im Wirken des Körpers gegen die Gravitation.

Die Funktion eines Objekts

Die Funktion eines Objekts (z. B. Muskelfunktion) bezeichnet die Aufgabe des Objekts, die es zu erfüllen hat, und seine Wirkungsweise. Die Funktion eines Organs ist neben Form, Material, Struktur etc. ein wesentliches Charakteristikum, das in vielfältiger Form ge- oder benutzt wird. Die Funktion eines Organs ist oft jedoch häufig beschränkt auf die Beschreibung seiner Aufgabe bzw. deren Anteil an einer übergeordneten Funktion.

Als Beispiel sei die Gelenkfunktion genannt. Sie ist beschreibbar als Ausmaß der Gelenkwinkelveränderung in verschiedenen Achsen und ist damit auch messbar. Die Winkelveränderung selbst ist jedoch Bestandteil einer muskulären, nerval geregelten Kontraktion, begrenzt durch anatomische Strukturen (Bänder, Kapsel, Biomechanik des Gelenkes etc.).

Auch bei der Muskelfunktion ist jedoch an vielfältige Bewegungen, auch an Haltefunktion, Beteiligung an der Wärmeregulation oder auto-, para- und endokrine Funktion zu denken.

[1] Mitglieder AG Funktionsmedizin des Ärzteseminars Manuelle Medizin Berlin

Die Funktion als Organisation der Realisierung einer Aufgabe

Die Funktion als „Realisierung einer Aufgabe" (z. B. Bewegungsfunktion, Verdauungsfunktion, Transport, ein Bereich abgegrenzter Aufgaben- und Verantwortung) erscheint für das Herangehen an die Beschreibung von Funktionen des Bewegungssystems und die Aufklärung ihrer Störungen als die geeignetste Form.

Wir betrachten z. B. jede Funktion im Bewegungssystem im Zusammenhang mit den Gliedern eines Regelkreises:

- Funktion als Erfüllung einer Aufgabe → Soll-Wert
- Rückkopplung der Erfüllung (Messung durch Sensor) → Ist-Wert
- Abweichungen Soll–Ist werden gegengeregelt → Anpassung der Stellglieder

Auf der Regelstrecke mit dem Messglied (Sensor) und Stellgliedern (Muskel, Drüsen) wird in einem dynamischen Prozess (dynamisches System) über den Regler (Zentralnervensystem – verschiedene Ebenen) die Ist-Größe dem Soll-Wert angeglichen (Gleichgewichtszustand, Homöostase, Balance).

Eine **Störgröße** wirkt

- auf die Regelstrecke (Stellglieder), kann aber
- den Regler selbst oder
- den Sensor für das Feedback betreffen.

Jede einzelne **Teilfunktion** im Bewegungssystem ist Bestandteil und Grundlage des Gesamtsystems und beteiligt am Zustandekommen des Bewegungsresultats.

Nicht minder interessant ist aber auch der Zeitfaktor für die Fähigkeit zu reagieren und Störungen auszugleichen, den wir als **Reagibilität** bezeichnen wollen, sie ist ebenfalls Zeichen für die Stabilität der Funktion und geht in die Betrachtung für eine Graduierung der Funktionsstörungen mit ein.

Notwendigkeit klarer Begriffe

Begriffe der Funktionsmedizin wie „Störung", „Insuffizienz", „Dysbalance", „Krankheit" werden bei der derzeitig gültigen Klassifikation von gesund–krank synonym verwendet. Unterschiedliche Schweregrade sind nicht vorgesehen bzw. werden nicht differenziert. Sie werden durch den synonymen Gebrauch gleichgeschaltet.

Der synonyme Gebrauch der genannten Begriffe mag für die statistische Erfassung der Diagnosen für die Kostenträger brauchbar sein, nicht aber für das differenzierte therapeutische Vorgehen. Auch für die Leitlinienentwicklung und die Rehabilitationsstandards hat man keine brauchbare Vorgabe durch die ICD.

Unser Vorschlag für eine Graduierung

Dysbalance → Funktionsstörung (Dysfunktion) → Funktionskrankheit (akut, subakut, subchronisch, chronisch) (→Abb. 9)

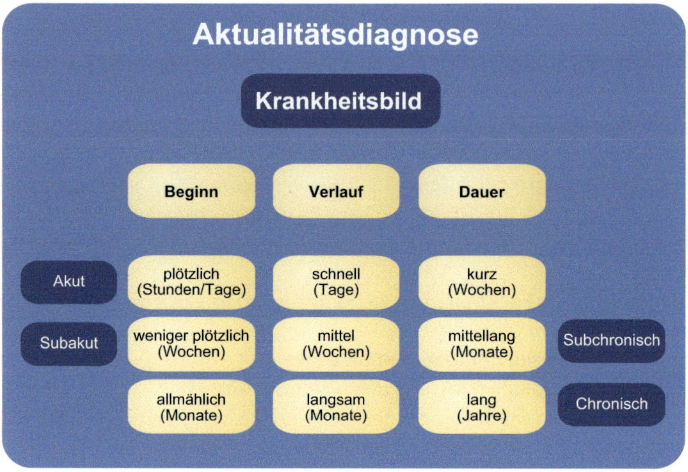

Abb. 9 Aktualitätsdiagnose. Systematik der Anamnesedauer (in Anlehnung an Callies et. al. 1994; aus: Seidel, E. J.; Lange, E. „Die Wirbelsäule des Musikers" GfBB Verlag 2001)

Im Bereich des Stütz- und Bewegungssystems kann sich dies auch nur auf die Arbeitsweise der Muskulatur beziehen (→Abb. 10):

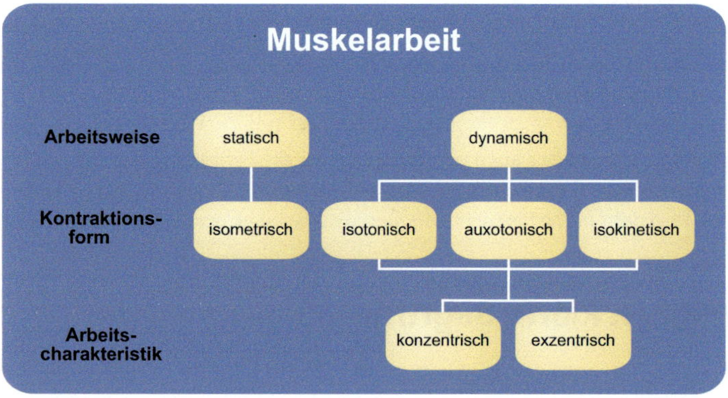

Abb. 10 Arbeitsweise der Muskulatur (aus: Tittel, K.; Seidel, E.J. „Beschreibende und Funktionelle Anatomie des Menschen". 16. Auflage. Kiener, München 2016)

Eine solche Graduierung bietet Vorteile für die Einordnung in Hinblick auf präventive, therapeutische und rehabilitative Ansätze.

Begriffe der Funktionsmedizin

Definition Balance

Ein System ist in Balance, wenn die konditionellen Eigenschaften des Systems seine physiologische Funktion ermöglichen.

Muskuläre Balance besteht, wenn die (muskulären) konditionellen Eigenschaften der Agonisten/Antagonisten, der Kokontraktoren und der muskulären Funktionsketten im Rahmen existierender Kontextfaktoren der Bewegung und Haltung deren physiologischen Gebrauch ermöglichen.

Balance ist ein kontinuierlicher Prozess der Anpassung. Zu den Anpassungsmechanismen zählen wir die Reagibilität und Sensibilisierung (kurzfristig) sowie die Plastizität und Konditionierung der beteiligten molekularen und funktionellen Prozesse und Strukturen sowie deren Verkettungen.

Definition Kontextfaktoren

Die Einheit des Organismus ist Voraussetzung für die Absicherung der Anpassung aller Lebensmerkmale an innere und äußere Bedingungen. Ausdruck der Einheit des Organismus ist Adaptation und Integration der Funktionen und Prozesse auf allen Ebenen.

Das Bewegungssystem besteht aus einer schier unüberschaubaren Anzahl einzelner struktureller Elemente, deren einzelne Aufgaben (Funktionen) in ihrer Gesamtheit in einem funktionellen System auf verschiedenen Ebenen des ZNS koordiniert und zielorientiert optimiert werden.

Für ihr Zusammenwirken sind die einzelnen Elemente sowohl parallel in horizontaler als auch hierarchisch in vertikaler Ebene miteinander funktionell gekoppelt. Auf diese Weise sind auch alle Anpassungs- und Kompensationsvorgänge – parallel und in hierarchischer Ordnung – realisiert. In gleicher Weise breiten sich dann auch von einzelnen Funktionen ausgehende Störungen aus.

System und Aufrechterhaltung der Balance entwickeln sich mit der Entwicklung des Individuums. Daraus ergeben sich die Kontextfaktoren als Anforderung an das System:

- Individualität der Morphologie
- Asymmetrie
- Geschlecht
- Alter
- Psychotonus (Erfahrung, Motivation)
- persönliche und soziale Kontextfaktoren (Anforderung, Beanspruchung)

Definition Normwert

Alle Abweichungen von den optimalen Soll-Größen lösen Feedback-Mechanismen über Afferenzen/Reafferenzen zum ZNS aus, welches die Befriedigung der Bedürfnisse des Organismus individuell und sozial im Einklang mit den genetischen und individuellen Erfahrungen kontrolliert und absichert.

Ein Beispiel sind die Mechanismen der Konditionierung, wie sie z. B. bei der Ausbildung bedingter Reflexe ablaufen und auf Prozesse des Erlernens motorischer Fertigkeiten wirken. Die Plastizität des ZNS kann in einem lebenslangen Lernprozess (Training, Übung, Bewegung) in Aktion gehalten werden, sie nimmt bei Nichtgebrauch und im Alter ab.

Werden viele Individuen beobachtet, dann ergibt sich eine statistische Verteilung der Soll-Werte bzw. der Anforderung an die Stellglieder zur Erhaltung der Balance. Im Regelfall kann man wohl von einer Normal- oder Gauß-Verteilung ausgehen. Dies gilt aber nur für Gruppen, bei denen auch die Kontextfaktoren einer Normalverteilung folgen.

In den oberen oder unteren Bereichen der Kontextfaktoren erhalten wir „schiefe" Verteilungen. Dies ist ein Grund, weshalb wir für die Beurteilungen der Balance einer Funktion eine Orientierung an Normwerten benötigen.

Der Normwert dient dazu, die Eigenschaften eines Individuums in Bezug zur Gesamtheit aller Individuen (einer Gruppe) einzuordnen, meist als Durchschnitt von Messwerten.

Nimmt man Bezug auf die genannten Kontextfaktoren, stellt sich die Frage, ob verschiedene Normen definiert werden müssten, z. B.

- für verschiedene Altersgruppen (Majoritätsnorm, Minimalnorm) oder
- für unterschiedliche Trainingsziele (Optimalnorm, Spezialnorm).

Idealnormen sind im Sinne eines funktionellen Optimums zu interpretieren. Solche Werte sind nur sehr schwer festzulegen. Die Problematik zeigt sich beispielsweise bei der Bestimmung des sogenannten Idealgewichts, das von amerikanischen Lebensversicherungsunternehmen definiert wurde. Obwohl objektive und intervallskalierte Variablen auf der Prädiktorenseite vorlagen, war es – wie spätere Nachuntersuchungen zeigten – nicht statthaft, kohortenspezifische Idealnormen aufzustellen (Berger & Berchtold, 1978 Dtsch. Med. Wochenschr. 1978; 103(39): 1495–1496 DOI: 10.1055/s-0028-1129288).

Nachfolgende Abbildungen (→Abb. 11, Abb. 12) sollen die Problematik der Einordnung von Befunden in Normwertmodelle verdeutlichen:

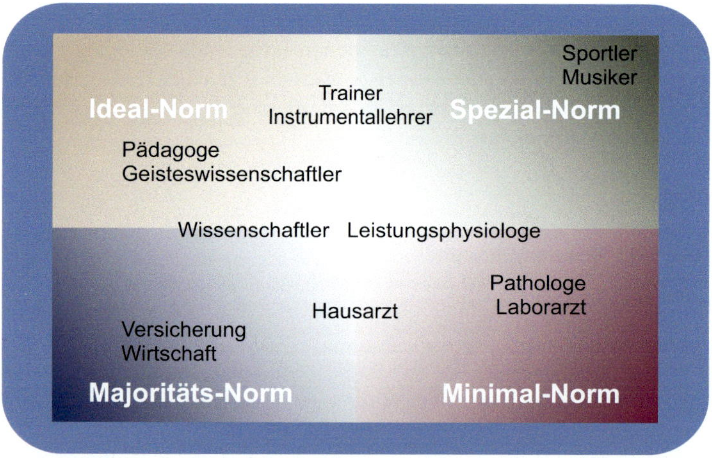

Abb. 11 Normbezüge verschiedener Anwender (aus: Seidel E. und Beyer L. „Definitionen von Störungen im muskulären und arthromuskulären Bereich", DGMM-Kongress 2006 Potsdam)

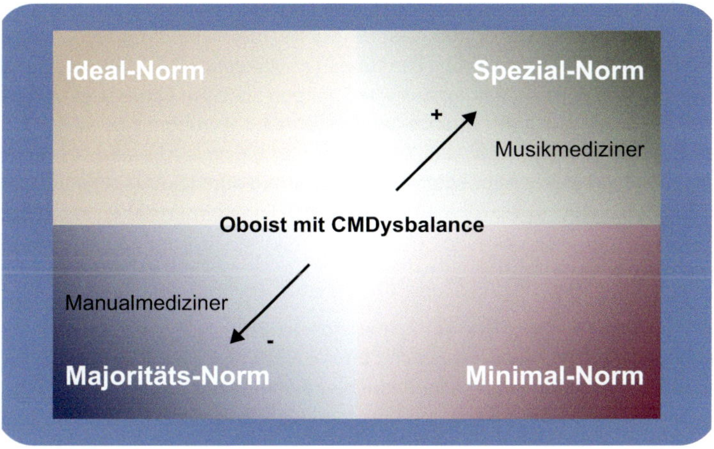

Abb. 12 Zuordnung des gleichen Befundes mit differenzierter Bewertung innerhalb unterschiedlicher Normwerte (aus: Seidel E. und Beyer L. „Definitionen von Störungen im muskulären und arthromuskulären Bereich" DGMM-Kongress 2006 Potsdam)

Übergang zu Störung und Krankheit

Die vorgeschlagene Graduierung lässt sich zwar auch auf einzelne Grundfunktionen beziehen, wir wollen uns aber in erster Linie auf Bewegungsfunktionen konzentrieren, denen ja viele einzelne biologische Funktionen zugrunde liegen. Dabei muss an unsere Hypothese erinnert werden: Einzelne Funktionen sind miteinander verbunden. Sie ergänzen, kompensieren und beeinflussen sich gegenseitig in einem dynamischen System, welches selbstorganisierend hedonisch ist.

Wenn eine partielle Funktion im Zusammenwirken mit den anderen Funktionen bei der gemeinsamen Absicherung einer Leistung instabil wird, benötigen die anderen Funktionen die Eigenschaft der schnellen Reaktion, um zu kompensieren bzw. sich anpassen zu können. Ist dies nicht mehr möglich, werden die fehlende Anpassungsfähigkeit und die Instabilität zu einer Ursache für die Wahrnehmung von Schmerz (Beyer L, Liefring V, Niemier K, Seidel EJ, 2019).

Diese Problematik kann man anhand der Bewegungsstereotypie oder konkret an der Bedeutung von Schlüsselregionen aufbereiten und analysieren.

Bedeutung von Schlüsselregionen

Die bereits beschriebene horizontale und vertikale Organisation der Koordination von einzelnen Funktionskreisen des Bewegungssystems sowie ihr zeitlicher Verlauf und ihre Anpassung werden besonders in den sogenannten Schlüsselregionen deutlich.

Als Schlüsselregionen gelten aus empirisch-praktischer Sicht Körperregionen, von denen im Alltag besonders häufig und intensiv Fernwirkungen, pathogene Verkettungen und therapeutische Wirkungen ausgehen bzw. sich von hier erkennen lassen. Dazu gehören vor allem die Enden der Wirbelsäule und der Fuß.

Physiologisch finden wir in diesen Regionen Sensoren und Effektoren, die in mehrere, vernetzte motorische Funktionskreise einbezogen sind. So sind die Sensoren der Nackenmuskulatur nicht nur in die Haltung und Bewegung des Kopfes, sondern auch in die Blickmotorik, in Gleichgewichtsreaktionen und weitere Komplexe motorische Funktionen als Afferenzgeber einbezogen.

Dies bedeutet, dass eine nicht kompensierte Funktion zur Dysbalance wird und weitere Funktionen durch diese Störung aus der Balance geraten (primäre Störungen). Es wird erforderlich sein, durch eine entsprechende Diagnostik die „Kipppunkte" zu bestimmen, wann aus einer Dysbalance eine Funktionsstörung und wann aus einer Funktionsstörung durch Ausweitung auf weitere Funktionen (sekundäre Störungen) in der Ätiopathogenese eine Funktionskrankheit entsteht.

Muskelspannung

Die tonischen Komponenten der Motorik ergeben sich hauptsächlich
- aus der gegen die Erdschwerkraft gerichteten Aktivität,
- aus der Aufrechterhaltung eines allgemeinen Aktivierungstonus,
- aus der die Bewegung begleitenden Haltungsregulation sowie
- aus länger wirkenden, nicht gravitationsbedingten Zuströmen aus der Peripherie.

Die Ursache für eine Muskelspannungserhöhung in verschiedenen Abschnitten der Regulation von Haltung und Bewegung ist:
- Muskulär-extrafibrillär (Bindegewebe, Durchblutung) – mit Einfluss auf die Wirkung der Effektoren aber auch der Reiztransformation in den Rezeptoren;
- Muskulär-fibrillär (elektromechanische Kopplung, Kontraktionschemismus) mit Einfluss auf die Wirkung der Effektoren;
- Spinal-segmental (tonische und phasische Reflexe);
- Spinal-segmental, mehrere Segmente verknüpft (motorische Rhythmen, stereotype Bewegungsmuster (key movement pattern), Glieder- und Ganzkörperbewegungen);
- Supraspinal (motorische Programmierung, Psychomotorik) postuliert über Funktionen des limbischen Systems (Emotion, Motivation).

Die Muskelspannung ist immer ein Ausdruck für den Zustand der motorischen Neuromodulation der spinalen Ebene des ZNS mit diagnostischem Wert und therapeutischem Zugang.

Definition Dysbalance und Dysfunktion

Muskuläre Dysbalancen liegen dann vor, wenn in Kraft, Schnelligkeit und Ausdauer und im muskulären Zusammenwirken Abweichungen im Sinne von konditionellen Eigenschaften der Muskulatur auftreten.

Muskuläre Funktionsstörungen (Dysfunktionen) sind charakterisiert durch Abweichungen von (gestörter) Bewegung und Haltung. Dabei liegt die primäre Störung im Bereich der Muskulatur.

Arthromuskuläre Dysbalancen liegen dann vor, wenn in Kraft, Schnelligkeit und Ausdauer und in den beteiligten Gelenke Abweichungen im Sinne der konditionellen Eigenschaften der Muskulatur und der biophysikalischen und biomechanischen Gelenkeigenschaften auftreten.

Arthromuskuläre Funktionsstörungen (Dysfunktionen) sind charakterisiert durch Abweichungen von Bewegung und Haltung. Dabei liegt die primäre Störung im Bereich des Gelenks und führt sekundär zu einer Störung der Muskulatur.

Neuromuskuläre Funktionsstörungen (Dysfunktionen) werden charakterisiert durch Abweichungen von Bewegung und Haltung. Dabei liegt die primäre Störung im Bereich des Nervensystems und führt sekundär zu einer Störung der Muskulatur und/oder der Gelenke.

Die Nichtbeachtung der primären Störungen beinhaltet ein hohes Risiko für Rezidive und Übergang zu chronischem Krankheitsgeschehen.

Ausblick für künftige Diskussionen

Aus dem Gesagten wird offensichtlich, dass ein ausgereiftes Modell der Risikofaktoren (zeitliche und diagnostizierbare Kippelemente) für Dysbalancen und Funktionsstörungen fehlt.

- Der bisherige Bezug zur Dauer aufgetretener Dysbalancen und Funktionsstörungen sollte auch außerhalb der Chronifizierungsprozesse gesehen werden, d.h. der Krankheitsbegriff muss nicht an „anhaltende" Funktions-, Aktivitäts- und Partizipationsbeeinträchtigung gebunden sein. Der Begriff „anhaltend" ist keine definierte Zeitspanne.
- Für die Diagnose „Funktionserkrankung" erscheinen die oben genannten Kontextfaktoren für die Betrachtung der Funktionen dominierend zu sein gegenüber den konstituierenden morphologischen Elementen.

Das funktionelle Denken in Biologie und Medizin fand parallel zur enormen Entwicklung in Technik und Computerwissenschaft nach dem Zweiten Weltkrieg einen Auftrieb. Dieser war fördernd für die Medizin, neue Diagnostik wurde möglich, Therapien konnten besser gestaltet und überwacht werden. Kybernetische Modelle hielten Einzug in Physiologie und Pathophysiologie. In den letzten Jahrzehnten zeichnet sich allerdings ein Trend zu einer „Gerätemedizin" und Spezialisierung ab, welche eher auf einzelne Körperregionen und einzelne Messdaten fokussiert, wobei der Blick auf die funktionellen Zusammenhänge zumindest teilweise verloren gegangen ist.

Einerseits besteht in der Therapie die Tendenz, entweder zu operieren oder medikamentös „per Knopfdruck" Beschwerden und Schmerzen abzuschalten. In der Physiotherapie besteht der Trend, Hands-on-Verfahren durch Geräte und Instrumente zu ersetzen. Andererseits besinnen sich viele Ärzte und Therapeuten auf manuelle Medizin und Orthopädie und Rehabilitation auf konservative Verfahren. Einzelne sehen in der technisierten Medizin eine Fehlentwicklung und wenden sich so genannten „traditionellen Methoden" zu.

Weiterführende Literatur

Beyer L, Liefring V, Niemier K, Seidel EJ (2023): Funktionsmedizin. Kiener Verlag München.

Definition und Glossar

Lothar Beyer, Egbert J. Seidel, Volker Liefring

Funktionsmedizin ist ein fachübergreifender und ganzheitlicher Ansatz in der Gesundheitsversorgung, der sich auf die Identifizierung und Behandlung der zugrunde liegenden funktionellen Ursachen von Krankheiten konzentriert, anstatt nur die Symptome zu behandeln. Dieser Ansatz berücksichtigt die Wechselwirkungen zwischen genetischen, umweltbedingten und Lebensstilfaktoren, die zur Entstehung von Krankheiten beitragen.

In der Funktionsmedizin wird der Patient als Individuum betrachtet; es wird Wert auf eine umfassende Anamnese und funktionelle Untersuchungen gelegt, um ein tiefes Verständnis für gestörte Funktionen und die gesundheitlichen Probleme des Patienten zu gewinnen. Die Behandlung ist gerichtet auf die Wiederherstellung der physiologischen Funktion und kann eine Kombination aus Ernährungsanpassungen, Bewegung, Stressmanagement und anderen therapeutischen Maßnahmen umfassen.

Damit stellt sich die Funktionsmedizin in die Tradition der medizinischen Wissenschaft und grenzt sich bewusst ab von alternativen, komplementären und esoterischen Ansätzen der funktionellen Medizin. Letztere betont die Trennung von der so genannten Schulmedizin.

A	**Aktivität**	Tätigkeit des Menschen (zeitlich und quantitativ): individuell bedeutsame (Handlungs)-Routinen zur Selbstversorgung oder persönlichen Lebensgestaltung: Aktivität des täglichen Lebens, körperliche Aktivität, sportliche Aktivität, Arbeitsaktivität usw.
B	**Balance**	Zustand eines Systems, in dem die systemimmanenten Faktoren (konditionelle und koordinative Fähigkeiten) des Systems seine physiologische Funktion ermöglichen – es ist in Balance. Balance ist die Grundlage physiologischer Funktionen – über alle Organsysteme hinweg, z.B. die Qualität der Sensomotorik, der Statik inklusive der Haltefunktionen, Perfusionsdruck als hämodynamische Kenngröße.
	- muskuläre	Zustand, wenn die muskulären konditionellen Fähigkeiten der Synergisten, der Kokontraktoren und der muskulären Funktionsketten im Rahmen existierender Kontextfaktoren der Bewegung und Haltung deren physiologischen Gebrauch ermöglichen.

	Bewegungsfunktion	Art und Weise der Erfüllung einer reflektorischen oder Willkürbewegung durch ein dynamisches System des motorischen Verhaltens unter Einschluss der Sensomotorik. Notwendig sind klare Formulierungen zum Bewegungsablauf, zu Einflüssen und deren Wirkungen als Voraussetzung, damit Mediziner, Sportwissenschaftler, Pädagogen und Patienten einander verstehen.
D	**Dysbalancen**	Schwankungen im Rahmen von Konditionierung und Dekonditionierung der Messwerte einer Funktion in differenzierten Normbereichen (Normwertgefüge). Konditionierung und Dekonditionierung sind in diesem Sinne nicht immer negativ behaftet, sondern können z.B. auch der Aufbau einer Spezialnorm sein.
F	**Funktionelle Therapie**	Gesamtheit von Therapiemaßnahmen zur Verbesserung des Funktionszustandes. Physikalische Therapie-Maßnahmen (z.B. Manuelle Therapie, medizinische Trainingstherapie, orthopädietechnische Versorgung) mit Zielstellung einer besseren Funktionalität.
	Funktionelles System	Auch „repräsentatives System der Bewegung". Modell nach einer Theorie (von PK Anochin), als Grundlage der physiologischen Architektur eines Bewegungsresultates (Verhaltensakt). Es besteht aus einer unüberschaubaren Anzahl einzelner Elemente, deren Aufgaben (Funktionen) in ihrer Gesamtheit dynamisch auf verschiedenen Ebenen des ZNS koordiniert und zielorientiert optimiert werden.
	Funktionsdiagnostik	Klinische Funktionstests (Muskeltests, Gelenkfunktionstests und koordinative Testverfahren) sowie apparative Funktionstestungen, z.B.: apparative Ganganalyse, Posturographie und Kraftmessung.
	Funktionserkrankung	Krankheit, bei der funktionelle Aspekte gegenüber dem strukturellen Aspekt überwiegen. Sowohl die Funktion als auch Struktur müssen hierbei untersucht, bewertet und gewichtet werden.
	Funktionsfähigkeit	Bereitschaft bzw. Aufrechterhaltung der Erfüllung einer Funktion (Leistungsfähigkeit), auch gegenüber äußeren oder inneren Wirkfaktoren. Funktionsfähigkeit wird erreicht durch Adaptation der beteiligten Strukturen an die geforderte Belastung bei Abrufung konditioneller und koordinativer Fähigkeiten/Fertigkeiten.
	Funktionspathologie	Pathologische Veränderungen der Funktionalität und Regulation. Gegensatz: Strukturpathologie mit veränderter Morphologie und Struktur.

	Funktionsstörung(en)	Funktionphysiologisch als a) Aufgabe eines Organs und/oder b) Art und Weise der Erfüllung dieser Aufgabe. Die Funktionsstörung (FS) ist dann eine Abweichung des physiologischen „Soll"- vom „Ist"-Zustand (messbare Größen) oder ein verstellter Sollwert. Die Ursache der Störung liegt dabei in einer (oder mehreren) der Komponenten des betreffenden Regelkreises: Regelzentrum (ZNS), Sensor, Stellglieder (Effektor), Informationsübertragung. FS entstehen durch eine Diskrepanz zwischen Belastung und Belastbarkeit. Man unterscheidet neuromuskuläre, muskuläre, arthromuskuläre FS.
	- am Stütz-, Bewegungssystem	Störungen als Abweichung des physiologischen Soll- vom Ist-Zustand (messbare Größen) oder als verstellter Sollwert im Stütz-, Bewegungssystem. Die muskuläre und arthromuskuläre Balance als Grundlage für den alltäglichen Gebrauch und damit Umsetzung der Teil-Funktionen im Zusammenwirken unterliegt einem multifaktoriellen Bedingungsgefüge und Kontextfaktoren.
	- komplexe	Störung von Bewegungsmustern und der Körperwahrnehmung (z.B. gestörte Bewegungsstereotype, siehe „Janda-Muskelfunktionsdiagnostik" oder Abschwächung der tiefen Stützmuskulatur der Körperhaltung). Komplexe Funktionsstörungen sind Ursache oder Begleitung chronischer Schmerzsyndrome auf der Basis nozizeptiver oder noziplastischer Schmerzpathologie.
	- primäre	Störung auf einer oder mehreren funktionellen Ebenen. Sie vermindert die Belastbarkeit von Strukturen und wird somit zur Ursache sekundärer Funktionsstörungen, Defizite und deren Rezidive.
	- sekundäre	Störung infolge Überforderung von Kompensationsfähigkeiten im sensomotorischen System, in den Alltagsanforderungen und psychovegetativen Bewältigungsstrategien. Sekundäre Funktionsstörungen werden meist über Schmerzen, Bewegungsstörungen oder Leistungseinbußen symptomatisch.
H	**Haltung**	Körperhaltung, Stellung des menschlichen Körpers. Eine gute Umschreibung zum besseren Verständnis von Haltung ist die von Uhlemann et al. 2007: Haltung als „gehaltene Bewegung". Neben der Ermüdung sind die langfristige Veränderung der Haltung (Körperhaltung) und die damit einhergehenden Veränderungen der damit verbundenen Funktionen eine der Hauptursachen für die Entstehung von Funktionsstörungen. Viele der oft mit der Haltung verbundenen und benutzten Begriffe beziehen sich auf Ursachen in alltäglichen Veränderungen der Haltung: funktionelle und strukturelle Verkürzung, Abschwächung, Dekonditionierung, Insuffizienz, Atrophie von Muskeln und Hypertrophie von Muskeln.

I	**International Classification of Functioning (ICF)**	Teil der WHO-Familie der Internationalen Klassifikationen (Modell und Klassifikationsschema) als Denkansatz für ein Krankheitsfolgenmodell mit dem Schwerpunkt von Funktionen, Aktivitäten und Teilhabe.
K	**Kineme**	Frühzeitige, vorgeburtliche (meist angeborene) Bewegungsmuster, welche eine Bewegung des Stütz- und Bewegungssystems ohne umfangreiches Erlernen und Probieren (Bewegungsplankopien) ermöglichen. Bedeutend sind von den 20 Kinemen u. a.: Rotations-, Streck- und Beuge-Kineme der Arme und Beine. Diese vernetzen sich zu Kinem-Mustern (z. B. Pendel-Kineme der Arme bei gleichzeitigen Kipp-Kinemen des Rumpfes) und Beuge-Streck-Kinemen der Beine beim Gehen. Entlang der Zeitachse bilden sie Kinem-Folgen respektive Kinem-Muster-Folgen. Kineme sind Bestandteile der Bewegungs-Stereotype, Ko-Kontraktionen und Synkinesen.
	Kippelemente	Elemente in einem funktionellen System, deren Aufgabenerfüllung bei Überschreitung einer Belastungsschwelle (Differenz „Ist" zu „Soll"-Zustand) durch Kompensation über andere Komponenten nicht mehr im physiologischen Bereich aufrechterhalten werden kann. Dabei ist die Größe der Schwelle der „Kipppunkt".
	Ko-Kontraktionen	Zusammenspiel der muskulären Funktionsmuster. Sie sichern die Durchführung einer Bewegungsfunktion so ab, dass die Gelenkpartner sowohl hinsichtlich ihrer biomechanischen Zuordnung als auch hinsichtlich der Stabilisierung durch Kapsel, Bänder und Faszien die optimale Ausführung der Bewegung ohne Gewebeschädigung ermöglichen. Die anatomisch geläufige Bezeichnung einzelner Muskeln als Agonist und Antagonist macht diesen Sachverhalt nicht deutlich, da es sich immer um ein Zusammenspiel der muskulären Funktionsmuster und nicht um gegensätzliches Agieren handelt.
	Konditionelle Fähigkeiten	Kraft, Ausdauer, Schnelligkeit, Beweglichkeit und koordinative Fähigkeiten. Jede einzelne Komponente ist für die Realisierung einer Bewegungsfunktion inklusive der erforderlichen Haltefunktionen von Bedeutung; eine Adaptation/ Kompensation oder Maladaption jeder einzelnen Komponente kann auftreten: Funktionsveränderung als Anpassung sowohl als Zunahme als auch Abnahme. Die weitere Differenzierung der einzelnen konditionellen Fähigkeiten ist notwendig, um die Veränderungen der Funktion oder der Aktivität besser zu beschreiben (Diagnostik) und damit therapeutische Ansätze liefern zu können.

	Koordinative Fähigkeiten	Fähigkeit, einen Bewegungsablauf, eine Funktion, eine Aktivität durch das Zusammenwirken von Zentralnervensystem, Stütz- und Bewegungssystem und Sinnesorganen unter Einbeziehung aller Organsysteme zu ermöglichen; zeitlich, stärke- und umfangmäßig aufeinander abgestimmter Einsatz der entsprechenden Muskeln in einem Bewegungsablauf.
M	**Maladaptation**	Prozesse einschließlich altersphysiologischer Veränderungen. Sie äußern sich als Rückgang der kardiopulmonalen Leistungsfähigkeit, Reduzierung der Muskelmasse, Rückgang der Eigenaktivität der Persönlichkeit, Verminderung von Myoglobingehalt und Glykogenmenge in den Zellen, Rückgang der Kapillarisierung der quergestreiften Muskulatur, Verschlechterung der rheologischen Parameter des Blutes (vor allem Viskosität und Erythrozytenaggregation), Knochendichtereduzierung und zunehmende Insulinresistenz der peripheren Rezeptoren. Dabei ist entscheidend, in welcher Lebensphase die Anpassungen erfolgen.
	Muskelfunktionsketten	**Muskelschlingen** (nach Tittel 2016) sichern im Gegensatz zu den einsegmentalen Funktionen multi-segmentale Funktionen ab. Dabei gibt es immer Muskeln, welche mehr als ein Bewegungssegment überbrücken und für diese mehrgelenkigen Funktionen von großer Bedeutung sind, zumal sich durch verändernde Bewegungswinkel immer neue Zuordnungen ergeben.
	Muskuläre Ermüdung	Folge zentraler und peripherer Ermüdung. Zeichen der Ermüdung sind nachlassende Muskelleistung bzw. Aufrechterhaltung einer Leistung nur unter Einsatz von zusätzlichen Leistungsreserven, Veränderungen des motorischen Programms, Abnahme der Koordination, Konzentration und Aufmerksamkeit (www.lexikon-orthopaedie.com 2021). Einseitige monotone Belastungen, welche die Ressourcen des Muskels bzw. der Muskelfasern überfordern und zu Ermüdungsprozessen führen, sind Beispiele für den Übergang Funktion zur Funktionsstörung.
P	**Plastizität**	Adaptation, Kompensation und Variationsbreite des sensomotorischen Systems für die Anpassung an veränderte Umwelt- und Körperbedingungen.
R	**Regeneration**	Erholung und Heilung von belasteten oder gestörten Funktionen und Strukturen. Erholungsprozesse verlaufen meistens schneller; Heilungsprozesse können gewebeabhängig über Wochen, Monate und solche des bradytrophen Gewebes bis zu einem Jahr andauern.

S	**Stereotypien**	Muskuläre Muster von Funktionen, welche systematisch abrufbar Bewegungen ausführen und absichern. Die chronotopologischen und chronometrischen Grundfunktionen dieser Muster sind interindividuell gleich bezogen auf die umgesetzte Funktion.
	Steuerfunktion	Übergeordnete Funktion im hierarchischen Aufbau von der Zellfunktion über die Gewebs- und Organfunktion zum ganzheitlichen Individuum. Sie sind die Aufgabe des zentralen und des vegetativen Nervensystems sowie der endokrinen Drüsen. Steuerfunktionen werden über bioelektrische und biochemische Informationsflüsse realisiert.
	Struktur	1. anatomischer Aufbau von Zellen, Geweben, Organen und Organismen; 2. Struktur (zeitlich und räumlich) einer Bewegung oder auch eines Systems, bestehend aus Prozessen, Zuständen, Resultaten. Elemente in Bewegungsabläufen sind Kraft und Raum als Moment im zeitlichen Verlauf (zeitliche Muster, Intensitätsmuster).
	Synkinesen	Funktionsmuster, welche für die Durchführbarkeit einer Bewegung der Zuschaltung einer weiteren Bewegungsfunktion bedürfen. Ist eine davon nicht möglich, kann die synergetische Funktion nicht ausgeführt werden.
T	**Teilfunktion**	Eine Teilfunktion dient unmittelbar der Gesamtfunktion oder unterstützt diese. Als Elementarfunktion ist sie nicht weiter untergliederbar.
V	**Verkettung**	Zusammenspiel verschiedener Gewebe (Gelenk, Muskel, Faszie, Nervensystem) und Wechselwirkungen und Veränderungen in anatomisch weiter entfernten Strukturen; z. B. Armkette, Beinkette oder Verkettung zum Rumpf. Sie können zentrifugal von der Wirbelsäule in die Peripherie oder zentripetal von der Peripherie (z.B. Hand und Fuß zum Rumpf) ziehen. Siehe auch Muskelschlingen (Tittel).

Zur Vertiefung der physiologischen Grundlagen und der klinischen Diagnostik anhand von Praxisbeispielen wird als weiterführende Literatur das Standardwerk „Funktionsmedizin“ empfohlen:

KIENER

Bestellung bei:
Kiener-Verlag
Clemensstraße 20
80803 München
www.kiener-verlag.de
https://t1p.de/gy00p